U0915661

陈亚光 著

绩效新约

破解医院绩效工资分配瓶颈

光明日报出版社

图书在版编目（CIP）数据

绩效新约 ：破解医院绩效工资分配瓶颈 / 陈亚光著
. -- 北京 ：光明日报出版社，2012.12（2013.12重印）
ISBN 978-7-5112-3505-3

Ⅰ. ①绩… Ⅱ. ①陈… Ⅲ. ①医院－工资管理－研究
－中国 Ⅳ. ①R197.322

中国版本图书馆CIP数据核字（2012）第226794号

绩效新约 ：破解医院绩效工资分配瓶颈

作　　者：陈亚光　　　　策　　划：赵　红
责任编辑：庄　宁　张盈秀　　　　责任校对：李爱平
封面设计：龙　惠　　　　责任印制：曹　诤

出版发行：光明日报出版社
地　　址：北京市东城区珠市口东大街5号，100062
电　　话：010-67078241（咨询），67078870（发行），67078235（邮购）
传　　真：010-67078227，67078255
网　　址：http://book.gmw.cn
E-mail：gmcbs@gmw.cn　　zhangyingxiu@gmw.cn
法律顾问：北京市天驰洪范律师事务所徐波律师

印刷装订：北京盛源印刷有限公司
本书如有破损、缺页、装订错误，请与本社联系调换

开　　本：889×1194　1/32
字　　数：80千字　　　　印　　张：7.25
版　　次：2012年12月第1版　　　　印　　次：2013年12月第2次印刷
书　　号：ISBN　978-7-5112-3505-3

定　　价：45.00元

前言

Preface

2005年笔者出了一本书，书名叫《国有医院薪酬改革与实践》，是根据我担任医院院长期间设计和推行的薪酬体系为主要蓝本编写的。书中主要内容是遵循市场经济规律，按照多劳多得、体现知识能力贡献的价值原则设计的一些分配方法，记录了对过去平均分配的旧机制的改革，介绍了通过亲身实践证明的年薪制和岗位工资与绩效工资制度。在当时，我们自然无意也无能力预测今天的政策，然而五年之后，国家的卫生体制改革也提出了要“实行岗位绩效工资制度”，我们的绩效工资分配方法在2011年被收录到卫生部医管司组织编写的“公立医院改革示范案例集”中。这说明一个道理，社会在发展过程中总结出来的有用的经验是不分时间、不问出处的，就像市场经济体制一样，不分社会主义和资本主义。

书稿写出来后，我交给了一家出版社，同时也请一位卫生政策研究专家的朋友指导，大家一致认为不错。但是这位朋友告诉我，国家高层正在研究卫生改革的问题，是以市场为主导还是计划为主导尚未定论，你这本书市场经济的成分多一些，是不是暂时放一放？而出版社却认为应该出版。我考虑再三，还是决定出版，理由是书中的内容是通过实践证实可行的。当时郴州市主管卫生的副市长评价我们的分配办法“调动了职工的积极性和创造性”，卫生部卫生发展研究中心李卫平教授、王梅教授、中南大学王小万教授联名写序评价：薪酬分配与医务人员的岗位职责、工作业绩和实际贡献挂钩，真正形成了重实绩、重贡献的分配政策。

书中特点一是建立以岗位工资为主的基本工资制度，即根据医院各类不同工作岗位的职责要求，在合理划分岗位和岗位评价的基础上，确定各类岗位的薪资水平；二是建立医疗技术人员按岗位、业绩和贡献分配的激励机制，明确了医疗技术人员通过学习技术和提高能力来获得相应的报酬，给自己创造职业生涯的发展空间，从而留住技术骨干。正因为这种激励机制体现了医务人员的价值与技术才能，所以充分调动了医务人员的积极性和创造性。

今天重读这些内容，发现它与“新医改”所倡导的理念竟是高度吻合的，并且仍需不断努力去推进。

书出版了，第一次印了5000册，书店发行了一部分，我自己带着一些书到我的演讲现场销售，不到一年就售罄了。此后连续几年，每年重印一次，一共印了4次。

近几年，我根据书中内容在全国各地的各种会议，包括卫生部党校、北京大学继续教育学院、清华大学经管学院、中国医院协会、《中国医院院长》杂志社、《中华医院管理》杂志社、江西省卫生厅、黑龙江省卫生厅等举办的院长职业化培训班上讲授绩效管理两百余场，深受欢迎。

今天，我已经不再从事院长的具体管理工作了，但是我为更多的医院和院长们提供薪酬设计和绩效工资分配指导，解决了更多的管理难题。同时也看到中国不同地区、不同级别、不同体制的医院，它们特点各不相同，分配方法也不能一样，这就让我有了新的学习、新的思考、新的体会和新的积累。

另一方面，目前医疗领域“管理需求”的市场也渐渐凸显，而满足需求的供方却尚不成熟，不具规模，能力极其有限。这也是促使我重新写一本薪酬分配方面书籍的动因。

新书的内容不再局限于一家医院的经验，而是笔者近年来咨询过的多家医院的经验积累和体会，更多是针对院长们的问题、医疗市场的变化而寻求的解决方法，如医生和护士分开核算的方法，是宁波的一个院长对我提出的要求，整个浙江省在2012年全面启动县级公立医院改革，实行药品零加成、提高劳务性收费标准，我们就设计了医护分开的方法，确实解决了医护之间的分配矛盾，各自根据各自的劳务性收入进行分配，调动各自的积极性。

书稿出来后，张英老师为之取名为“医院绩效工资分配瓶颈破解”，我的一位朋友看完后说：你的写作风格挺有新意，把一个枯燥无味的话题用通俗易懂的故事演绎出来。分配中的矛盾永远存在，解决了旧的新的又出来，不可能用一种方法解决所有问题。不如把“瓶颈破解”改为“新约”，一是与你过去的作品相比，有了新思路、新理念、新方法，故为“新”；二是书中提到的“公平”理论中有“分配过程透明”的涵义，意指一旦规则形成，管理者与被管理者都要遵守，可以理解为相互约定。

任何一种理论都产生于实践，任何一种方法都应该可操作，但别人用过的方法放在自己医院却不一定一用就灵，而是应该结合自己的实际情况，甚至管理者的个性、风格，重新设计的方法才会适合自己。书中内容虽然都是从实践中产生的，但都有其特定的背景，笔者在此力图说清楚缘由，让读者更能理解和借鉴。

书中通过我们在生活和管理中遇到的鲜活案例来演绎作者的薪酬理论和观点，涉及医院岗位绩效工资的产生背景、分配方法，探讨了绩效管理过程中常常遇到的问题及解决方法，其中也详细介绍了民营医院薪酬设计与分配的思路，笔者希望通过这些真实案例来改变我们的观念、解放我们的思想、解决我们的问题。

书中许多内容无疑只能在现阶段选择性借鉴，随着社会的进步、医改的深化，有些内容将不一定再适宜，因此，敬请读者理解和批评。

陈亚光

2012年8月2日

目录

contents

第一部分

讲几个故事，转变些观念

第二部分

了解问题缘由，寻求解决方案

第三部分

我们这样设计薪酬

第四部分

如何做好成本控制

Part 01 第一部分

讲几个故事，转变些观念

一个人对事情的判断取决于他的知识和阅历，处理事情的方法取决于他的观念和能力。我们常常讲“解放思想、更新观念”就是要摆脱我们头脑中基于过去的知识、经验所形成的旧框框，重新学习、重新体验，在现实中建立起新框框，如此循环往复。是为进步。

充分调动医务人员积极性

2009年，2月的北京还没有脱去冬装，先一天还是毛毛细雨、寒风刺脸，13日天空突然放晴，让人感到了春天的暖意。早上8点，我和饶克勤、李大魁两位卫生部门专家前往中南海。我们是受国务院邀请、参加由温家宝总理主持召开的、教科文卫体界别就政府工作报告征求意见稿的座谈会。

上午九点，国务院副总理李克强、国务委员刘延东、马凯先期到达，随后，温总理身穿夹克、精神饱满地步入会场，与我们一一握手后才入座。我们许多人都是第一次见总理，不免有些紧张。

总理落坐后，简单介绍了召开这个座谈会的目的，然后逐一点名，让大家发言。当总理点到我的名字时，我说：我来自总理您去过三次的地方——郴州，他立即纠正说：不止三次。

由于时间只有半天，每个人的发言时间控制在十分钟，我发言的重点是就公立医院改革提建议。

我说：我们国家拥有600多万医务工作者，他们为老百姓解除病痛作奉献，是一个优秀的群体。在国家需要的时候，他们舍弃个人利益，服从人民利益，在低温雨雪冰冻、汶川大地震和三鹿奶粉事件等多起突发灾害事件中表现尤为突出。

我接着说：在日常工作中，他们承担了快速增长的大量医疗任务。2008年全国医院诊疗人次达16.9亿，入院人数达6800万，医务人员是政府体现“关注民生”方针的一支主力军。医疗卫生系统，特别是公立医疗机构在党和政府的领导下，履行公益职责，不仅为保障人民群众健康发挥作用，而且在维系社会安全、保证社会稳定、构筑和谐社会等方面也做出了重要贡献。现在政府越来越重视卫生工作，但是医务人员的积极性不高，医改要充分调动医务人员的积极性。

当年3月5日，温总理在他的政府工作报告中首次提出：医改要充分调动广大医务人员的积极性。

后来的《公立医院改革试点指导意见》中也有这句话。

“充分调动医务人员积极性”成了医改名言。

如何调动医务人员的积极性?

2011年，国务院在公立医院改革试点工作安排意见中就“充分调动医务人员积极性”的内容做了如下要求：

完善公立医院人事和收入分配制度，实行岗位绩效工资制度，将医务人员的工资收入与医疗服务的数量、质量、技术难度、成本控制、群众满意度等挂钩，做到多劳多得、优绩优酬，提高临床一线护士和医师工资待遇水平；

合理确定医务人员的编制，研究解决护士不足和支援农村、基层人员的编制问题；

营造良好的医疗执业环境，加强正面宣传引导，在全社会形成尊重医学科学、尊重医务人员的社会氛围；

创造良好的职业发展条件；

促进医务人员合理流动，完善执业医师多点执业试点，增加多点执业的地点数量；

重视医务人员人文素质培养和职业素质教育，大力弘扬救死扶伤的人道主义精神。

总理曾经在看望医务人员时说过：医生和护理人员在任何国家都是最受尊重的，因为他们直接关系到人的健康和生命。我们说以人为本，关注民生，没有比健康和生命在民生里更重要的事情了。而直接为人的健康和生命服务的，就是医生和护士。医护人员所做的是最应受尊敬的事情。

点睛

调动医务人员积极性要从物质和精神两方面来满足医务人员的需求：一是建立适合医院特点的薪酬体系，让医务人员通过劳动来取得合法收入，满足生活上的需求；二是全社会要尊重医务人员的劳动和尊重医务人员，引导医务人员树立高尚的道德和价值观，满足精神上的追求，这需要政府、医院管理者以及全社会的共同努力。

对于医务人员的物质激励，目前仅仅依靠政府和社会恐怕力所不及，需要医院管理者勇于承担，而且已经到了应该摆上桌面来谈、来研究的时候了。

“洗脚城”与临床路径

卫生部对公立医院提出了两项改革措施：实施“临床路径”和“电子病历”。当时我不理解，这是医院内部管理技术的优化，怎么能上升为改革措施呢?

2011年我去美国哈佛大学公共卫生学院学习，才知道美国也把“临床路径”和“电子病历”列为医改的两项主要措施。因为医改的一个主要目的就是要控制住快速上涨的医疗费用，临床路径是用来规范医生的诊疗行为，让管理者与被管理者有一个共同的约定标准，而电子病历是配合临床路径监管的一项技术手段。原来这两项改革都是用来约束医院和医生的，也许国内的医院和医生很清楚这个道理，所以临床路径的实施至今都不理想。

实施临床路径有利于控制费用和质量，对病人有利，对医保部门和保险公司有利，恰恰对医生没有直接的好处，这应该是临床路径实施不畅的关键所在吧。

服务行业的管理有一个平衡理论，就是老板、员工和顾客，三者在利益上要平衡，事情才能做得好。

南方不缺水，“洗脚”成了许多城市的休闲保健项目，去洗脚城做足底按摩，当你进入大门时就有迎宾小姐招呼你，问你有没有熟悉的技师，如果你常来这个店，就知道谁的服务好，你会点名（一般是点服务员的工牌号，俗称“点钟”，类似于医院过去的点名手术）指定技师为你服务。不管是点名还是不点名的，技师都会让你满意，特别是第一次为你服务的技师，会努力给你留下深刻印象，并且在服务结束后告诉你她的工牌号，希望你下次来点她。

为什么呢？因为她们的老板对她们进行了绩效管理，技师由店里安排上钟，要按顺序排队，每一次可以获得提成20元，如果由客人点钟，可以提前上钟，另加3元（当然不会增加客人的费用），就是这个3元钱，让技师对每一位客人都尽心服务好，希望客人下次来点她的钟。

在这样一个管理过程中，首先是顾客得到了很好的服务，至少是技师会尽其所能让顾客满意，顾客的利益得到了保证。其次是员工的利益增加了，最后是老板，“点钟”越多，说明回头客越多，老板的生意就越好。

临床路径的实施同样需要三方利益平衡。一是病人利益，无疑，实施起来对他们有利；二是“老板”利益，公立医院就是政府利益，费用控制了，政府履行了公益责任，医保支付的负担也会减轻；三是医生的利益，目前尚看不出实施临床路径对医生有直接的好处。

我在广东的某市中医院培训，询问临床路径实施的情况，出人意料的是所有科主任都表示他们实施得很好。原来医院对凡是实施了临床路径的病例，根据不同的病种，每例奖励50元～150元。怪不得大家实施临床路径的积极性都很高！

前不久，我接到他们院长的电话，他兴奋地告诉我：在全省“三好一满意”评比中，他们医院取得了第三名的好成绩。

点睛

医改相关文件提出，通过改革要达到政府满意、老百姓满意、医务人员满意，其实质就是三方利益的平衡。广东某市中医院实施临床路径的做法既保证了三方的利益平衡又达到了改革目的，这么简单的方法为什么大家不去用呢？

修机器与“修人”

上世纪九十年代中期，许多医院开始发奖金了，尽管还是“大锅饭”，但是人们已经开始接受分配的差距，认为临床科室应当比医技部门拿得多，医技部门应当比机关后勤拿得多。

当时我们医院买了一台二手CT，就像今天的年轻人钱不够买二手房一样，二手CT很便宜，可以暂时满足医院发展的需要，但是二手CT也很麻烦，经常出小毛病。为了不影响每天上午的开机，医院为它请了一个“保健医生”——一个学计算机的大学生专门来维修这台CT。

两年来，这位小伙子成熟了，对这台“老爷”机器了如指掌，就像一个经验老到的医生对自己的老病号一样，知道什么时候机器要“体检”啦，什么时候要维护啦，哪个部位要换零件啦……使得这台CT很少大修，很少耽误病人的检查，我们戏称他是这台机器的“拐杖”。

时间一长，小伙子不平衡了，原因有二。

医院奖金分配政策是机关后勤低于生产一线，他是维修人员，当然每次发奖金都少于CT室的医务人员。他想，如果机器出故障，停机5天，这个科室就没有奖金，我保证了机器正常运转，大家都有奖金了，我却比他们少，不公平。

小伙子的一些同学“下海”了，收入远远高于他，平时聚会时同学戏他：你读书时成绩比我们好，毕业时工作安排比我们好，现在技术又比我们好，我们只能修修电脑，你却能修CT，可是你的收入比我们少多啦，不如出来跟我们干！小伙子不舒服了。

心里不平衡，又不能改变医院的政策，总要表现出来的。

一天，他找到院长说：“院长，能否在我的维修室装一部程控直拨电话？”那时候装一部直拨电话初装费就要好几千块。

院长说：“医院只有两部直拨电话，有规定，工作需要打长途电话统一到办公室登记后打，你为什么要装直拨电话？”

小伙子说：“我主要是机器维修时碰到难题，要与厂家沟通。白天到办公室打没有问题，关键是为了不影响白天的工作，机器维修经常安排在晚上，这个时候办公室都没人呀。不给我装也没有关系，只不过以后晚上维修，办公室主任就要经常来陪我。”

院长破例给CT维修室装了直拨电话。

过了一段时间，小伙子又找到院长。

“院长，我可不可以不坐班？”

“医院不是大学，没有不坐班的规定，你为什么提出这种要求？”院长问。

“院长，你要求我保证机器每天上午正常开机，我尽可能把维修安排在晚上，有时候白天一点事情都没有。像昨天，机器白天运行好好的，下午5点出故障，我一直修到今天凌晨，总算在8点保证了开机，如果我坐班，那以后机器5点坏，我开始修，到6点我下班，第二天8点我准时上班接着修。”

院长没办法，只能答应他，但要求他必须随叫随到，不能影响机器维修。

没过多久，他又向院长提要求了，希望医院给他配一台传呼机，理由是他没有坐班，有时候在外面，医院有事打电话就可能找不到他。

这时候临床科主任有意见了。

外科主任说：我们每天上班做手术，晚上来了急诊照样要抢救病人，第二天安排的手术又不能停，看来修机器比“修人”更重要！否则我们为什么不能装直拨电话、配传呼机，还要坐班？

当时我们无法解释这个问题。

当今市场经济告诉我们，价值不完全体现在重要性上，还体现在稀缺性上。如果缺了专门的维修人员，这台CT就不能保证正常开机率，请外面的人来维修，除了费用高，时间也无法保证。外科主任要走，却不会手术没人做、主任没人当，因为主任身边的副主任早就在盯着这个位置了。

这个小伙子后来成为了美国通用电气医疗事业部中国南大区维修部总工程师。

稀缺价值

接下来我要讲两个发生在今天的、人才稀缺性的故事。

故事一：

广东省不少乡镇医院具备二级医院的规模，但是人才稀缺。2011年我们在帮惠州市一家镇医院做绩效工资分配方案时，碰到这么个事儿。

医院是新建的，有三间手术室，每天有2～3台手术，多数是急诊。

院长要求我们给医院所有岗位设计绩效指标，绩效工资与考核结果挂钩，但唯独不让我们管麻醉医生。

为什么？院长说这正是他最为纠结的事情。

原来医院只有一个麻醉师，是聘用制的，合同一年一签，院长希望把他录用为事业单位正式编制的职工，但是他不干。合同昨天到期，今天有手术需要麻醉，他可以不做，理由是没签合同，如果去做麻醉就是非法行医。

院长没办法只好赶快签合同，他说多少钱就多少钱。

怪不得院长纠结。

我们对院长说：“这就是稀缺价值，谁让你的医院只有一个麻醉师呀？赶快培养吧！”

故事二：

某三甲医院放射科计划招一名影像学硕士毕业生，物色了一个，这个学生问主任：到你们科室工作每个月有没有一万元钱？

我问主任：你们答应了吗？

主任说：没有，因为医院临床科室的硕士研究生都没有这么多，我们医技科室不能发给他这么多。

结果放射科有指标，但是几年都招不到硕士毕业生。

我告诉他，影像学研究生相对临床研究生来说更为稀缺，临床硕士研究生到你们医院求职要排队，竞争激烈，哪敢提待遇要求？而影像学硕士研究生你们好不容易才物色到，他认为自己的市场价值是一万元，他不会管别人拿多少钱，你不给够，他就不来，你要坚持旧的理念就会失去你想要的人才。

点睛

稀缺性决定价值，这是市场经济规律，对人才而言也是一样。稀缺的人才不一定就最重要，贡献也不一定最大，但他的价值是由市场的稀缺程度决定的。我们要想拥有稀缺人才，就要按市场经济规律付出相应的费用，而不是按传统的分配政策来决定他们的价格。

水是生命最重要的物质，但是它卖不出油的价格。

“四六”分还是“六四”分

我们在医院管理中习惯用行政决策来解决经济问题，喜欢用逻辑分析来判断决策正确与否，结果经常事与愿违。

医院新成立了康复科，需要把过去分散在各个科室的康复、理疗业务集中到新科室来管理，但是每个科室都不同意，理由是把业务分走了，科室收入会减少。

康复科主任要求医院出台文件，专科专治。

神经内科科内有一些理疗、康复设备，有两个护士进修了康复专业，专门解决科室住院病人早期康复治疗问题，也为科室增加了业务收入，如果把他们的康复业务划归康复科，神经内科的业务收入就会减少，他们不会同意，如果不集中管理，康复科又发展不起来。所以院长迟迟没作决定。

康复科主任找到神经内科主任商量：神经内科的康复业务交给康复科来做，原来的设备仪器继续放在神经内科，折旧由康复科承担，两名护士也由康复科管理、负担成本，康复科上门服务，收入按比例分配。

两个主任都赞同这样的处理方法，但焦点是怎么个分配法。

收入按四、六分配，谁四、谁六？

按理来说，康复科承担了所有成本，承担了具体治疗工作，而神经内科不用管任何事情，仅仅是出让了市场，康复科应该得六。

但神经内科不干。

结果是神经内科分配六、康复科分配四，皆大欢喜。

康复科主任是这样解释的：我测算了，我们得四并没有亏损，在神经内科康复治疗平均20天，出院后一年的康复却一定会到我们科室，收入全部归我，很合算的。

点睛

管理上的事情不能用逻辑思维来辨别是非，结果好，过程就对。存在、可行的事情一定有它的合理之处。

星期一不排手术？

薪酬最大的功能之一就是能引导人们的行为。

过去加班只讲奉献，现在加班除了讲奉献，还要讲待遇。

医院新盖的外科大楼，设计了14间层流手术室。仅仅两年后，14间手术室就不够用了，手术室护士长、麻醉主任、外科主任经常为安排手术发生矛盾，手术造成积压。

医院为了解决手术难的问题，提出周末开放手术室，做加班手术，给工作人员发加班工资。

按照过去发加班工资的方法，就是根据不同职称，每天按个人实际工资的倍数发放。但这种方法可能导致一个科室安排一台手术，医生按职称高低顺序，主刀、一助、二助，甚至还有三助，能上台的都上台，手术室则尽可能安排职称高的护士、麻醉师上台，人越多越好，一天下来，领加班工资的人不少，手术却没做几台，显然不行。

第二种加班工资的计算方法是“计件”，一台手术给多少钱，人多人少都一样。结果每到周六、周日，手术室热火朝天，外科医生、麻醉师、手术室护士非常和谐，比平时手术量还大。

星期一早上，手术室护士长报告院长：今天没有安排一台手术。

周末两天，大家把积压的手术一扫而光。

星期一没有手术安排是资源的极大浪费，可以减少一天加班。但我们不能强行要求大家减少一天的加班，而是仍然用加班支付方式来引导大家。

最后医院决定，周末继续鼓励大家做加班手术，只不过周六做手术给加班工资，周日做手术建议星期一补休。

星期一休息？亲朋好友都在上班，找打牌的人都没有，还是周日在家休息好。自然周日加班的人减少了，周一有手术安排了。

点睛

我们经常讲要“去行政化”，具体做法就是院长不要把自己当成了“官”，在管理过程中尽可能减少行政指挥，多发挥薪酬的引导作用，管理者与被管理者双方都会更舒畅。

“江湖医生”

广东是我国改革开放的前沿阵地，不但经济发达，社会各层面如科技、文化等也都处在前沿，自然吸引了全国各路人才。

在医疗卫生系统，不管是大医院还是小医院，都有相当比例的外地籍医务人员。早在上世纪八十年代初期，首先是广东籍在外工作的医务人员返回故乡，接着就是外地人往广东医院调动。随着广东经济的快速发展，广东的医疗事业也得到了迅猛发展，大量技术人才源源不断地从外地被引进。江西、湖南、湖北相邻广东，影响最大，这几个省份在广东的医生也特别多，所以大家戏称广东的医生是“江湖医生”（江西、湖南籍医生的统称）的天下。

广东吸引人才的主要动因是待遇高，但是不少医生到了广东后还是有些不满意，因为很多外籍医生原来所在的医院级别比较高，到广东后大部分医院级别反而不如原来的医院，比如原来在三级医院工作，现在是二级医院，原来二级现在是一级，这让部分医生耿耿于怀。

今天，国家启动医改，为了解决看病难的问题，广东改革又走在了前面，一个重要举措就是对符合条件的医院升级，一级升二级，二级升三级，这一招就解决了医院很多技术项目准入的问题，为老百姓就近看病提供了更大的便利。

点睛

如今，对高端人才的吸引不再仅仅靠待遇，甚至还包括医院的级别，广东省吸引内地人才的新手段，不知道是否让内地的医院管理者意识到了人才危机?

薪酬是吸引和稳定人才的重要手段，但薪酬不仅包括经济性薪酬，还包括非经济性薪酬。合理的薪酬设计和绩效工资分配方案，配合非经济性薪酬，是应对人才流失的黄金组合。

主管护师与锅炉工

“岗位绩效工资”的含义就是分配所得与所在的岗位和业绩挂钩，但传统的方法常常是与职称挂钩。职称本来是代表一个人在自己岗位上所具备的能力和所承担的责任，但是在实际操作过程中却变成了个人的身份，与职称挂钩的工资也变成了身份工资。一个人取得了某一职称，他就终身享受这个职称的工资，不管他是不是在这个岗位、是否承担这份责任。

医院实行定编定岗，规定在哪个岗位就拿哪个岗位的绩效工资。医院也避免不了要照顾某些特殊情况的人员，从辛苦岗位调到舒适一些的岗位，这样岗位绩效工资就要发生改变。

让院长感到最棘手的事，就是护士不愿意上晚夜班，总有护士通过各种途径从临床晚夜班岗位调整到非晚夜班岗位。

一位具有主管护师职称的护士从临床调到供应室，负责供应室消毒锅的管理工作，不用再上晚夜班了，但她的绩效工资也随之降为临床岗位的40%。她感到极不平衡，向卫生主管部门投诉，说医院不重视人才，中级职称的护士绩效工资比工人还少。因为她所在的岗位还有一位负责消毒锅的工人，他的绩效工资是临床的55%。

卫生局来医院调查此事，院长说：医院已经实行了按岗定酬，中级职称的护士如果在她的护理岗位上工作一定比工人拿得多，而这位护士虽然是中级职称，但是她现在的岗位需要有压力容器上岗证，她还要重新学习取证，所以拿得少。就像一个医生无证驾车，被交警查到后，他是不是可以说：我有医师执业证，为什么不能让我驾车？

点睛

绩效工资的主要作用不是体现能力、资历，而是体现业绩、贡献以及岗位差别，能力（职称）、资历已经在档案工资中体现了。

“名医”与“名院”

医院眼科有位医生手术做得特别漂亮，医院职工的亲戚朋友做手术都找他，科主任也很器重他，遇到新开展的手术、重要的手术都让他上台。那时候医院的奖金基本上是平均分配，他有意见，但是工作并没有受影响。

医院实施新的奖金分配方案，开始拉开分配差距，做得好的、业绩优秀的奖金高一些，他的奖金也比一般医生高了，但是他却更不满意了，理由是他的贡献大，应该拿更多。最后他辞职另谋高就了。

他离开后，有人担心，怕这个科室的手术做不好了。但是没有过多久，科室又出现了一位手术做得好的医生，职工的亲戚朋友做手术都来找这位医生，科主任同样器重他，新开展的手术、重要手术也让他上台，过去那个已经离开的医生早已被遗忘，没有人把他找回来做手术，也没有人到他现在任职的医院去找他做手术。

医院另一位颇有名望的医生，退休后曾一度在一些小医院、民营医院从业，后来又回到医院上班。他说：我在这家医院工作期间，很多人慕名找我做手术，也算是当地的一个“名医”吧。但是我到了其他医院，并没有预想的那么多病人来找我看病，我才真正体会到，名院能造就名医，而名医却无法造就名院。

点睛

一个团队中永远都是20%的人创造了80%的业绩，但我们却不能把80%的价值分配给20%的人，至少在公立医院做不到。

差距100倍

去西部某医院做咨询，调研时有人告诉我说：我们医院分配差距太大了。

我问是多少？

答曰：100倍！

过去我印象中西部医院都讲“和谐”，很少拉开较大差距，为什么这家医院有这么大的差距？

后来我了解到，原来差距100倍并不是普遍现象，只是个例。

这家医院有一个“非基本医疗”项目，主任月收入可达2万元，而医院最低的绩效工资是200元，100倍就是这样来的。

我问院长这么看待这个问题，院长说你调研后再说吧。

我花了半天时间去这个科室现场调研。

回来后我没有再追问院长对这个科室的看法，我直接评价：这个科室主任的收入不是高了，而是低了。

主任是从国外学成归来的专家，医院为了发挥她的作用，给她投资了设备，建设起这个科室，业务与医院现有的业务不发生任何冲突，完全是新增业务；科室管理完全按卫生部规定的条列，非常规范；科室内部绩效管理科学、公平，科室团队文化浓厚，应该是一个非常优秀的团队。科室三十几个人，去年全院收支结余5000多万元，这个科室就贡献了近2000万元。

由于主任的突出业绩和过人能力，许多机构在高薪“挖”她，有的民营医院甚至开出了包括股份在内的优厚条件。

我对院长说：我们不但不能减少她的收入，还应该增加她的待遇，否则她有可能离开医院，如果她的孩子今后不在身边，内地自然条件比西部好，又有优厚的待遇，你怎么留得住她?

院长说：我也知道，但是如果继续给她更高的待遇，我和她本人压力都很大，员工还不理解。所以，我们现在尽可能以给她增加政治待遇为主。

我说，员工的工作我来做吧。

中层干部座谈会上大家又把这个问题提出来了。

我说，大家感觉差距大，并不是别人拿高了，而是自己拿少了。我们应该这样来认识这个问题，如果我们的团队中有人拿2万，而这个2万是按贡献、合理的，就说明我们在座的人，每个人都有机会拿2万，只要我们的贡献达到这个标准。如果最高收入只有1万，这就意味着，即使我们工作再努力、贡献再大，最多也只能拿1万；现在有人拿到2万，甚至更多，对我们而言，只是心里有点不平衡，并没有其他损失，但我们却有了一个可以获得更高收入的空间，为什么要反对呢?

首先，我们应该设计一个能够随着业绩增加个人收入也增加的政策平台，然后想办法如何增加业绩，想办法争取医院的支持，快速提高低收入层的增长速度，逐步缩小差距，把差距控制在合理范围。

点睛

只要有分配差距，就不可能使所有人满意。但是我们要把差距控制在可承受的范围之内，也就是说差距要可控。要缩小差距，最好的办法是提高低收入层的待遇，而尽量避免使用削减高收入层的办法。

分配中的“石油政治”

鄂尔多斯是一个神奇和富有的城市。

当地的“羊（绒）、煤、土（稀土）、气（天然气）”让这里的人民和政府提前走完了“社会主义初级阶段”。

当地朋友告诉我：鄂尔多斯7个人当中就有一个百万富翁，30个人当中就有一个千万富翁，一百个人当中就有一个亿万富翁。虽然是酒后之言，也说明当地人的富有。当然政府实力就不言自明了。

2010年，鄂尔多斯中心医院院庆，邀请了周边许多院长参加活动，内蒙古医院协会秘书长杨古力同志向我发出邀请，希望利用这个机会给大家讲讲绩效管理。

参加庆典活动的除了许多院长外，还有当地各级部门的官员、医院的战略伙伴等好几百人，让我印象深刻的是发给每位来宾的纪念品——鄂尔多斯羊绒衫，真正让我体会到了“鄂尔多斯，温暖全世界”这句宣传语暖意。

我的返程航班是讲完课的第二天下午，好客的鄂尔多斯人执意要利用上午的时间陪我去成吉思汗陵看看。

一路上我意外地接连收到好几个护士长的短信，内容大致差不多，说我的课讲得好，理念先进，但就是不重视护理，为什么护士要比医生拿得少？个别护士长还比较尖锐，有一个护士长问我是否还在鄂尔多斯，如果没有离开，她们全体护士长请我吃午饭，让我知道护理的重要性。

我哪敢接受她们的邀请！

我问陪我的办公室主任，医院医护分配有差距吗？

主任告诉我说：医院原来的医护分配是有差距的，护士们有意见。有一次新上任的市领导来医院调研，座谈会上医生讲的是如何发展、如何重视人才的问题，护士们则抱怨待遇太低。最后市领导表态说，每年再给医院增加拨款3000万元（原来已有4000万元）。

会后护士们找到院长说，是我们护士提出待遇低市里才增加了拨款，新增的拨款即便不能都给护士，起码今后我们不能少于医生。就这样，现在医生和护士的绩效工资是一样的了。

世界上的资源分布是不均衡的，盛产石油的国家比别人过得好，但是国际上石油价格会影响这些国家的状态。当国际油价高时，这些国家政府很富有，可以发展全民的高福利，贫富间差距很小，社会稳定；而当国际油价下跌时，政府收入减少，就会削减财政开支，政府就要搞改革，就要根据各种因素拉开分配差距，社会就趋向不稳定，这就是“石油政治”。

点睛

我们国家绝大多数地区经济水平还不能像鄂尔多斯那样，让医务人员都获得一样高的收入，在医院发展过程中需要通过绩效评价来拉开医务人员收入差距，这种改革过程注定会充满矛盾，院长是回避不了的。

职责与报酬

去某公立医院，院长见面第一句话就说：先帮我解决儿科主任的问题吧。

儿科主任的收入在医院名列前茅，但是他的科室业务不好，员工收入不高，对主任意见很大。

原来医院有一个分配政策，为了鼓励医生看门诊，凡是医生个人在门诊上班所产生的收入按一定比例作为绩效工资直接分配到个人。儿科主任大部分时间都在看门诊，业绩很好，收入自然高。

我说：可以不安排他这么多时间看门诊呀。

院长说：他是我们当地的名医，许多病人家属都是慕名来找他的。

这让我想起了不久前一家民营医院院长对我说的一件事：他们医院的绩效工资直接考核到个人，每个医生完全按个人业绩分配绩效工资，结果是年轻医生留不住。因为高年资医生为了自己的收入不愿带教年轻医生，也不愿分流病人。年轻医生收入低，没有病人看，收入和业务都没有前景，所以一走了之。

我告诉他，你要留住年轻医生就要改变现在的分配方法。

高年资的老医生除了诊治病人外，还应该培养年轻医生，这是医院赋予他的责任，要落实这个责任就要与他的待遇挂钩。我说你给每个老医生分配两个年轻医生为一组，老医生的绩效工资与年轻医生的收入挂钩，可以设计为年轻医生绩效工资的倍数，而不再与他自己的业绩直接挂钩，这样年轻医生收入高，老医生收入也高，年轻医生收入低，老医生收入也会低。结果就是老医生尽可能让自己带的年轻医生多看病人，并且会主动教年轻医生如何看好病，还会把自己的病人分流给他们，达到了培养他们的目的。

这家公立医院儿科主任的主要工作职责应该是科室发展和管理，同时应该带领员工共同发展，而不是鼓励他个人业务收入多。现在他个人的主要收入来源却是与他的个人业务量挂钩，他当然不会把主要工作精力放在科室啦。

医院鼓励医生多看门诊采取的激励办法我们不去评价，但是这个办法是鼓励医生的，而不应该用来鼓励主任。我们应该把主任的绩效工资与科室的工作挂钩，不与门诊业务挂钩，或者不主要挂钩，他就会努力把科室工作做好，即使慕名找他看病的人很多，他也会把病人带到科室来而不是留在门诊，他还会主动培养出“名医”来，因为他也不想这么辛苦而“无功”！

点睛

要发挥绩效工资的作用，首先要明确工作职责，只要把工作职责与绩效工资分配密切关联，管理效果就出来了。

“关窗”与绩效管理

每次上课前都有学员问我：能不能用最简单的语言说明什么是绩效管理？

我说：我讲个故事吧。

现在医院条件改善了，很多医院病房都装有中央空调，能源消耗也是惊人的。

不管是冬天还是夏天，每天早上交班前，护士长都会发现，有些病房空调开着，门窗也开着。因为病人起来后想“呼吸”一下新鲜空气。我们不能去批评病人或者他们的家属，因为很多医院都收取了“空调费”。

护士长在晨交班会上免不了要讲：“今天谁来得早呀？为什么3号病房的窗没有人关呢？”

来得早的护士有些委屈，今天上班来得早，反而给护士长批评了。

以后的日子我们就会发现，每天第一个上班的都是护士长，没有一个护士来得比护士长早，自然每天关窗的任务就落到护士长身上了。

后来，我在帮他们设计绩效工资时，把“关窗”一事也纳入绩效管理范围，与绩效工资挂钩。再后来，大家恢复了正常的上班习惯，来得早的不会刻意晚来，窗也有人关了。

那位学员开玩笑地问：你是不是给钱呀？关一次窗给多少钱？

我说：给10块。

他说：那怎么行呢？给这么多，会有人创造“机会”的。

我说：你说对了，给多少钱（或者绩效考核时计多少分）是有“学问”的，不能随便定。

我们可以把“关窗”这件事划定为某一个岗位的责任，通过考核来约束责任人每天去检查、完成这个任务。如果这件事是偶发，不把它划定为岗位职责，那么就采取奖励的方法鼓励大家去做，做了的人给奖励，不做的人不承担责任，不处罚。

关键的问题是如何确定奖励的“度”，也就是“关一次窗给多少钱”的问题。给多了，大家都想去，就会有“竞争”，甚至有人去“创造”机会；而给得太少，则没人愿意做。

我们可以设计一份问卷调查表，关一次窗应该奖励多少钱，列出几个数字，如2元、3元、5元、6元、8元等，让大家来选择。

有20%的人共同选择的最低数字就是我们要确定的奖励额度。

因为在人群中只有20%的人主动性比较强，“关窗”是一件偶发事件，我们不需要，也不鼓励人人都争着去做，只能用最低的成本鼓励少数人去做，而那些不去做的人，也不会因为做的人有奖励而不平衡。

这就是绩效管理。

点睛

绩效管理就是通过薪酬（奖励或处罚）手段来落实需要做的事情和激发出员工更多的潜力，做更多的事。绩效管理在医院任何部门、任何岗位、任何事情上都能发挥作用。

机场大巴旁边的“托儿”

在洛阳某医院做完培训后，要去郑州新郑机场飞沈阳。

坐高铁，上午9点半出了郑州火车站，我照着“机场大巴”指示标牌找去机场的大巴。

步行约300米，远远看到了停在郑州大酒店广场上的两辆机场大巴，一辆车上坐了几个人，另一辆是空车。

当我快要接近那辆坐了一些客人的大巴时，一名服务员模样的人走过来问我：“去机场吗？”

“是。

“几点飞机?

“下午1点。

“大巴10点开，预计12点到，不知道赶不赶得上。你问一下司机吧。”

他的话音刚落，从大巴旁边又来了一个司机模样的人问我：“几点的航班？”

“1点。

“赶不到了，大巴要12点20才到。”

我正在犹豫时，第一个人突然指着一辆出租车对我说：这个车刚好差一个人，马上出发。

没容我考虑就把我的行李搬上了出租车。

我就这样花了50元（大巴只要15元）和另外三人拼在了一辆出租车上。

上车后我知道了，原来“安排”我上出租车的大巴旁的两个人是“托”，他们唱双簧，让许多原本要坐大巴的人改坐了出租车。

这种出租车每带一车人去机场要交60元，10元场地费，50元给“托儿”。

为什么“机场大巴”的人不管呢？

我想有两个可能性。

一是给“托儿”的50元当中，“大巴”的人也有份。

二是“大巴”的“领导”只考核“大巴”的出车趟次，不考核他们的业务收入。

我们知道，“机场大巴”有两个效益，一是“社会效益”，就是方便飞行的旅客，二是经济效益，就是运营收益。如果我们对大巴的考核只需要他们做好服务，按时准点发车，那么他们就不会管每趟车坐了多少人，社会效益的目的是达到了。如果我们既考核他们的发车趟次，又考核他们的运送人次（或者运营收入），他们还会对那些利用“机场大巴”的品牌资源获得市场利益的“托儿”坐视不管吗？

医院救护车的管理也令管理者十分头痛，司机不愿意出车，特别是不愿意跑长途、不愿意夜间出车，接到电话后出车也不积极等等。

救护车的“行为”是医院的形象，有非常重要的“公益”作用，同时也是医院增加病人的重要途径。

为了让司机愿意出车，医院按趟考核分配绩效工资，结果发现出车次数多了，但是空车率增加了。

点睛

在绩效管理中我们经常发现，为了解决某一个问题，或者达到某一个目标，我们会找到某一个环节或者某一个直接的“点”进行管理，这样产生的结果往往不是我们最终需要的结果。我们对“机场大巴”的要求有两个，不能通过只考核一个环节来达到两个目标。同样，我们要求救护车及时出车，这是一个过程结果。但是我们更需要一个接回病人的结果，因此，我们在设计对救护车的考核指标时，既要考虑出车次数，还要考虑空车率（或者接回病人人次）、出车成本、接回病人的病种等诸多因素。

护士发给院长的短信

医院停电了。

院长和职能部门的办公室都在8楼。

每个人都要爬楼，院长也不例外。

院长走到一楼楼梯口，遇见了一位年轻护士要去护理部。

院长认识她，但是不很熟。

护士当然也认识院长。

一起上8楼，护士有些不自在。

为了打破尴尬，院长客气地与护士聊了几句话后说：我们一起来爬楼比赛吧，看谁先到8楼。

护士高兴地接受了。

最后护士先于院长到达，她兴奋地说："院长，我赢了！"然后乐呵呵地去了护理部。

这件事很快就被院长遗忘了。

一个星期后，院长收到一条短信，短信开头是这样写的：院长好！过去我们很不喜欢你……

院长很纳闷，这么会有人这么直接地表达不喜欢他呢？

院长接着往下看：你看不起我们护士，护士在医院收入低、地位低，你们院领导在路上遇见我们不打招呼，有时看都不看我们一眼，我们提的意见没有人重视。但是，自从你和我爬楼比赛后，我发现你并不是我们想象的那样看不起我们，你还是平易近人的。院长您放心，我们一定会努力工作、热爱医院、热爱护理事业。

一次不经意的爬楼比赛，消除了员工对院长的误解，激发了员工的事业心。

点睛

我们常常用“经济性薪酬”来调动员工的积极性，但是我们不能忽略“非经济性薪酬”在管理中特别是团队建设中的重要作用。非经济性薪酬范围广泛，包括荣誉、地位、上级对部下的信任、赞扬、肯定、沟通等多种形式。

院长给部下斟茶的启示

院长为了鼓励部下，请几个得力的中层干部吃饭。

第一个人到达落座后，院长给他斟茶，斟了三分之二杯。

这个部下很感激，心里想，院长对我太好了，亲自给我斟茶！

第二个人到达后，院长也给他斟茶，斟了满杯。

第一个人看到后心里不舒服了，认为院长偏心，对他没有对第二个人好，要不然为什么给第二个人斟了满杯，而给他只斟三分之二杯？

每个人都有不同的嗜好，如果第一个人喜欢喝功夫茶，院长给他斟一小杯，第二个人喜欢喝可乐，院长给他一大杯，两个人都会感激院长，都不会有意见。

点睛

绩效工资分配过程中常常会出现攀比现象，有的人收入增加了，本来是满足的，但是看到别人比自己多就不高兴了。这种攀比容易影响院长对公平性的理解，也会削弱绩效工资的作用。分类设计绩效工资，按不同人群、岗位设计不同的分配办法，可以减少相互之间的可比性。

新老院长的“代沟”

新院长是老院长推荐的，但是新院长办事风格与老院长截然不同。

老院长勤俭节约，在任期间医院发展虽然缓慢但没有债务，职工收入尽管不很高，但政策规定的待遇一分钱没少。群众评价老院长兢兢业业、爱院如家。

新院长开支大方，医院发展很快，但债务不少，职工收入高但差距较大。群众评价有好有坏。

新院长在做老院长助手时非常支持老院长工作，老院长现在困惑，为什么新院长与自己过去的观点和做法不一致呢?

我说这是“代沟”。

这种“代沟”是时代变化造成的。

今年2月，我到三亚讲课，课后去拜访老同学。

这位北方的同学已经退休，每年入冬就到海南居住，入夏前回家。他在三亚湾附近租了一套两居室的房子，每天到三亚湾海滩散步、休闲，日子过得蛮惬意的。

我们闲谈时他说，我们这一代人除了工作就是考虑子女，有一次他去儿子家小住，儿子把一件衣服丢到一个废纸盒里就匆忙上班去了。

他对儿媳说：这孩子怎么这样乱放东西？衣服应该放在洗衣篓里呀。

儿媳说：老爸，这是不要的衣服。

儿子回来后，他气愤地教训儿子：这么好的衣服就不要了？我和你妈省吃俭用，你就这么浪费！

儿子说：老爸别生气，钱是赚回来的，不是省下来的呀。

他气得没话说，第二天就回自己家了。

他说，我们为了给儿子买房付首付，每天买菜都走很远的地方，选便宜的，还自备弹簧秤；他倒好，说钱不是省出来的。现在我们也想通了，自己该怎么过就怎么过，要好好享受生活。

我笑着说，你儿子没有讲错。我们这一代人收入是固定的，国家规定的工资，不管你怎么做都不会增加收入，只有降低成本来省钱。他们这代人就不一样了，自己奋斗就能多挣钱。对他们而言，钱是挣回来的，就要花出去。两代人收入方式不一样，消费观念也不一样，这就形成了“代沟”。

过去，医院员工的工资、奖金都是国家规定的，医院也不讲发展，甚至没有什么设备需要购买，医院只能靠节约开支来保障运行。现在的医院则大不相同，上游物资市场配给，员工要求增加收入，物价上涨，医院成本不断增加，医院必须靠投入、发展才能解决不断出现的困难，甚至社会协调成本都大幅度增长，消费开支当然也不可同日而语了。

点睛

医院要满足老百姓不断增长的医疗需求就必须寻求发展，而发展的前提就是不断投入、增加开支，这种投入包括硬件、软件和人力资源。

规模扩张为什么

有记者问我对现在公立医院规模扩张的看法，又问我如何看待绩效管理中医院把“收入”作为最重要的指标?

我说，首先要弄明白医院为什么要规模扩张，谁支持扩张、谁反对扩张?

在一个区域内，反对医院扩张的首先是当地没有扩张的医院，担心大医院扩张后垄断医疗市场，其次是卫生主管部门。医院扩张可能会违背当地的区域规划，最主要的担心是医院规模大了管不住，其他医院也会对卫生主管部门造成压力。

支持扩张的有政府领导（只要不向政府要钱，事实上医院扩张大多不是政府出钱），医院规模扩张的好处一是城市形象、民生工程，二是拉动内需。

医院扩张主要靠的是内需动力。

我当院长期间医院儿科50张床，患儿住了70多人，根本不敢分流病人，更不要说拒收啦。医生办公桌上都有病人打吊针，我们担心出事，向卫生局汇报，他们能解决问题吗?医院只有扩张。

有一所百年老院，有1000多名职工，还有近500名离退休职工。院长抱怨说，虽然离退休职工的工资由社保支付，医院仍需补贴工资的三分之一用于各种津贴。如果医院床位受控，老人越来越多，新人又很难进来，谁也不会帮你解决问题，只有靠医院自身的发展。

医院规模扩大，最直接的效益是成本降低了。

医院规模扩张，老百姓是否支持？目前没有相关调查，至少对看病不方便、住院困难、住院条件不好的抱怨多过对医院扩张的抱怨。

所以笔者认为，对“医院扩张”的评价不能只听一面之词。

“经济收入指标”是目前一个敏感话题，好像一谈到“经济收入”就与“看病贵”联系起来，就有悖于医改精神。其实“收入指标”仅仅是经济管理指标中的一项内容，越是讲看病难，越应重视经济管理。

点睛

医院的经济管理包括医院的收入管理、支出管理、成本分析和控制（医院运行成本、医疗费用成本）、效益分析和管理（人力成本效益、资产效益）、费用控制等，只有加强经济管理、遵循经济规律才可能达到在不影响服务质量的前提下降低费用的目标。

我们不必直接去评价一家医院所采取的管理方式是否正确，而应分析医院的实际情况，评价最终结果。不能因为某一种发展、管理方式在一家医院出了问题就彻底否定这种方式。

收支结余与政府投入

陕西因为出了神木、子长两个公立医院改革典型县，让国家调整了公立医院改革的思路，把突破点放在了县级公立医院。

陕西省的改革压力明显加大了，因为陕西省还有许多县的经济远不如神木和子长。汉中市就是其中之一。

但是，汉中市政府却坚定公立医院改革的决心，将12个县（区）拿出10个作为公立医院的改革试点。

2011年初，汉中市卫生局邀请我去帮助他们设计“公立医院改革绩效评价指标体系”，我带了两个研究生去了汉中。

市卫生局魏局长是上世纪五十年代的人，从事过基层医疗、教学的管理工作，有丰富的卫生管理经验，对公立医院改革充满激情。在汉中工作期间，他几乎每天都陪我们下县调研，而且他的主导思想十分明确，就是要加强政府投入，降低医疗费用增长幅度。

我们去其中一个县调研，县卫生局长是刚从县中医院院长岗位提拔上来的。该县中医院和人民医院在改革前政府几乎没有投入，院长们呕心沥血，把医院建设起来，盖了新楼，买了大型设备，员工满意度也比较高，县委县政府充分肯定他们的工作，给他们人大代表、政协委员、劳模等荣誉。

县卫生局局长汇报工作时似乎还没有从院长的角色转换过来，他告诉我们，中医院这几年（当然是他任期之内）医院发展很快，没有要政府1分钱，现在盖了十几层的住院大楼，买了螺旋CT，医院每年还有收支结余600多万，骨干人员的收入在公务员水平之上。言语之中充满自豪感。

魏局长带我们去还有一个任务，就是要督促政府落实对医院的经常性补偿，重点是医务人员的工资。

我问县卫生局长："你们的骨干一年收入有多少呀？"

局长说："五万多。"

我又问："五万多在当地要供房、养车够不够？"

局长答："不够。"

我又说："既然不够，为什么不多发一些呢？"

局长又答："现在收费不合理，副主任医生看一个病人诊费只收两元钱，一天要看几十个病人，两块钱全部给医生也不够他们的价值，如果真给那么多医院不就亏损了？"

"你认为在你们这里，一个副主任医师看一个病人付多少钱合适？"我问。

"三块。"他答。

"那你就应该给三块，虽然这里看起来是亏损了，但是医院业务中有盈利的部分，要不然为什么医院会有600多万元的收支结余呢？我们应该用盈利的部分弥补亏损部分，不应该让医院有这么多的收支结余。”

我接着又说：“现在改革的重要措施就是要落实政府对公立医院的补偿机制，假如我是县长，我问你，你要钱做什么？你能回答我吗？你有那么多的结余，政府不要你的钱就不错了！”

局长和在座的院长们无语了。

年初，我受邀参加全国16个改革试点城市中某市举办的“地市级医院发展论坛”，当地卫生局长在会上介绍了该市公立医院改革的做法，确实取得了很好的成绩。发言最后，他客观地说，只是政府对公立医院投入没有落实到位，今年要努力落实。

我也向他提出了同样的问题，我问：在你管辖的医院中，是不是都有收支结余？

他不加犹豫地说：当然有。

我问：那政府为什么还要投入呢？

他迟疑了，一时语塞。

会场上响起了掌声，不知道是支持我的问题，还是对局长答不上来起哄。

很快，局长说，政府补偿没有到位医院还有结余，说明医院经营得好。

点睛

中国的公立医院院长确实对国有资产的保护非常尽力，几乎难以找出在任期间医院资产减值的院长。但是，我们应该清楚，公立医院的资产增值或者收支结余是以牺牲医务人员的利益和降低对病人服务的品质为代价的。如果我们按市场经济的价值规律支付医务人员的报酬，按医疗服务的标准保证服务品质，又不增加服务费用，无疑医务人员满意、老百姓满意，但是医院肯定要亏损，我们能说医院经营不好吗？只有医院亏损，我们才能理直气壮地向政府要补偿！

新的财务制度已经说清楚了这个问题：要求医院财务预算收支平衡，亏损部分由政府补足。

“双关系”理论

某县医院,政府拨款很少，靠自己精打细算收支平衡，职工除了一定的绩效工资外，医院还略有结余。近期当地政府下文，要求事业单位职工每个月增加500元津贴，当然，全额拨款单位的资金由政府解决，对医院则仍是只给政策、没有资金。这下，院长两难了：不发，职工有意见；发则医院将面临亏损。

院长考虑再三，决定以保收支平衡为主，还要让职工感觉到500元津贴发了，打算从绩效工资中抽出一部分额度发到职工固定工资中去，并来征求我的意见。

我将他们医院近几个月人力成本情况做了分析，建议他不能将绩效工资的额度减少，宁可短时间亏损。

我用“双关系理论”来说明这个问题，下表即为“双关系理论”模型。

“双关系理论”模型表 单位：万元

	1月	2月	3月	4月	5月	6月
收入	1000	800	1100	1200	1300	1100
固定工资	200	200	200	200	200	200
固定比	20%	25%	18%	17%	15%	18%
绩效比	10%	10%	10%	10%	10%	10%
绩效工资	100	80	110	120	130	110
总比	30%	35%	28%	27%	25%	28%

我们来分析一下“人力总成本与收入”的关系、“绩效工资成本与收入”的关系。

医院1月～6月收入不一样，员工固定工资是不变的，每月200万元，不以收入变化而变化，但是固定工资占收入的比例是变化的，收入低的月份，如2月，比例就高，达到25%；收入越高，固定人力成本比例就低，如5月，只有15%。

绩效工资占收入的比例不随收入变化而变化，保持在10%，但是绩效工资量随收入变化而变化，收入高的月份，绩效工资量多，如5月，绩效工资达到130万元；收入少的月份如2月，绩效工资只有80万元。

总人力成本比例变化受固定工资影响，不受绩效工资影响。

以上说明：人力总成本和固定成本的高、低，受收入的影响，收入高成本就低，收入低成本就高；绩效工资成本不受收入的影响，收入高和低，绩效工资成本都是恒定的，但是绩效工资使用得好，能调动积极性，增加收入，从而降低人力总成本。

这就是双关系理论。

上文提到的医院实际数据情况如下表：

项目	2011年9月	2011年10月	2011年11月	2011年12月	2012年1月
业务收入	546	610	635	419	801
人力成本比	31.39%	27.99%	27.66%	36.6%	24.02%
绩效工资比	10.00%	9.01%	9.30%	9.05%	9.49%

从上表不难看出，绩效工资成本占收入的比例是基本恒定的，而人力成本比例随着收入的变化而变化，如果减少绩效工资，增加固定工资，无疑会加大收入对人力成本的影响，而绩效工资的减少又会影响积极性，影响收入的增加，进一步增加人力成本的比例。因此，我们不主张用减少绩效工资的方式来增加固定工资的发放。

点睛

需要提高员工待遇时，尽可能不要增加人员的固定工资，而应以增加绩效工资为主。

双激励理论产生绩效工资

公立医院实行绩效工资后，绩效工资的产生方法真是五花八门。过去大多数医院的绩效工资都是通过“成本核算”的方法产生，也就是将收支结余按一定的比例提取绩效工资。也有不少医院设计了许多新方法，比如先核定绩效工资总量，再对一些关键指标进行考核、计分后转化为绩效工资。这些指标均符合公立医院改革中政府对医院的要求，如药品比例、平均住院日、成本控制、病人满意度等。有的医院采用四方面的综合指标，即效率指标、质量指标、技术难度指标和满意度指标，各占25%的权重。最近还有一家医院设计了一般工作量和关键工作量指标，如果在去年基础上增长，绩效工资也在去年基础上增长。

这些方法都有其合理性和激励作用，但是针对不同的人激励作用是不一样的。对管理者和普通员工应采取不同的激励方法，也就是说绩效工资产生方法应该是多样的。但是在实际操作过程中，一些设计的结果指标很难达到理想效果。比如成本控制，在“收支结余”产生绩效工资的方法中，如果科室成本高了，科室绩效工资总量减少，全部员工受影响，也就是说全部员工承担了成本结果的责任，而能够控制成本结果的只有护士长和科主任，他们却没有承担主要责任，成本当然控制不好。

我们目前设计的绩效指标有些是过程指标，有些是结果指标，有些指标站在不同角度看既是过程也是结果。对管理者而言，更多的是考核结果，比如科室药品比例、病历优秀率、科室人均费用、病人满意度等。因此，我们把对科主任依据结果给予绩效工资的激励称为“结果激励”。对员工而言，只能对个人的工作负责，他只能保证自己的工作而不能控制科室的结果，比如，员工自己的药品比例控制很好，而科室药品比例超标，科室绩效工资会减少，这就意味着不管你自己做得多好，只要科室没做好，你的绩效工资也会受影响。这其实是不公平的，因为员工个人并没有责任也没有能力去控制全科室的药品比例。如果依据员工个人工作过程指标因素给予绩效工资激励，我们称之为“过程激励”。

点睛

在设计员工绩效工资产生方法时，特别是在进行员工二次分配时，更多应该考虑工作量和业务收入因素，在考核时即使是结果指标也应该是员工个人的结果，而不应该以团队的结果影响个人的绩效工资。在设计管理者绩效工资和考核方法时，则应更多地考虑团队的结果因素，团队的业绩结果才是管理者绩效工资的主要影响因素。

Part 02 第二部分

了解问题缘由，寻求解决方案

管理过程中出现的问题可以归为三类，一类是医院发展了，旧的机制、模式、方法不适应新形势所产生的问题；第二类是新的机制、模式、方法不完善、有漏洞所带来的问题；第三类是员工不认同、不接受新的机制、新的管理模式和新的方法而产生的问题。

面对问题和矛盾，解决的方法有两种，一是“对症治疗”，就像房子哪里漏水就修补哪里；另一种方法则是从根本上解决问题，如果房子破旧了就拆掉重建。第一类问题要通过改革来解决；第二类问题要在设计时尽可能完善，保证质量，出现问题后及时弥补，而不是全盘否定；第三类问题要通过沟通和疏导来解决。这些都是原则，具体方法一定是自己去寻求。管理上没有解决不了的问题，当你遇到解决不了的问题时，说明你还没找到方法，如果不急的话，可以先把问题放一放，时间是解决问题的最好办法！

为什么发钱比不发难?

我碰到三个院长，他们都向我抱怨：为啥发钱比不发难?

第一个院长说：我们医院有给职工发钱的空间，但是我一直不敢发，怕产生矛盾，请你来指导我们把钱发好。

这家医院效益好，员工普遍收入不低，但是相互之间差距不大，医生、护士一样，工勤人员也少不了多少，算是比较“和谐”。院长希望通过这次增加绩效工资来适当拉开差距，又怕产生矛盾，影响和谐。

第二个院长说：新的方案好，但是执行前我准备从职工家属区搬出去，免得职工找到家里来。

政府要求这家医院改革分配制度，实行岗位绩效工资，方案设计好了，政府的钱也能拨付到位，但院长却高兴不起来，并做好了应付麻烦的心理准备。

第三个院长说：我一个月增加了几十万元给职工发绩效工资，结果却是临床不满意、机关后勤也不满意，这是何苦呢?

这家医院为了调动员工积极性，每月从医院收支结余中多提取几十万元给员工增加绩效工资，结果发下去后机关后勤的认为加少了，临床的认为不做事的比他们加得还多，矛盾重重。

为什么发钱比不发还难？

因为发钱打破了过去的分配平衡，在新的平衡建立起来之前，每个群体、每个人都希望自己的利益最大化，于是在相互攀比的过程中矛盾就产生了。但是我们要相信，一旦新的游戏规则被确定下来，而且每个人的收入都确有增加，矛盾自会逐渐消退。

最后三家医院都顺利地实施了新方案。

第一家医院解决问题的关键点在于如何拉开医生和护士的差距。过去科室医护按人头分开，两者绩效一样多。将医生和护士按人头分对医生很不公平，因为医生的职称普遍比护士高，这样分就意味着高职称的医生和低职称的护士拿的钱一样多，显然说不过去。只要把道理说清楚，医生和护士同职称则同标准，不同职称分配标准也不一样，谁都没意见。这样按人头医生人平比护士人平高了，医护差距拉开了，这家医院就这样解决了主要矛盾。

第二家医院矛盾的焦点是过去医院在全体员工共同努力下，医院得到快速发展，员工个人收入却增长不快，职工对领导多有抱怨，积极性不高。新的分配方案体现了按业绩分配的原则，做得好的科室自然收入增加，因此得到了大多数员工的支持，即便存在个别的小矛盾，也成不了气候，院长自然用不着搬家了。

第三家医院的主要矛盾是生产科室针对机关管理层有意见。过去该院机关员工的绩效工资比生产科室低很多，院领导希望通过这次改革改变一下现状，对管理人员绩效工资的增长幅度比生产科室大，引起了生产科室员工对机关的不满，这样反而忽略了方案中其他可能引发矛盾的问题。我们建议院长带头降低增长幅度，整个管理层增长幅度不超过生产科室，很快矛盾消除、方案顺利实施。

为什么绩效工资不宜封顶但又要可控？

在绩效工资核算过程中常常出现某些科室增长很快的情况，院长担心各科之间相互攀比，就想办法给增长快的科室少发一些，或者规定某一类科室或人群最多不能超过设定的数额，俗称“封顶”。

封顶的招数各医院不尽相同，如某医院规定，医技科室绩效工资最高不能超过临床科室的第一名；又如某医院规定绩效工资超过一个数额标准后，超出部分乘以0.1的系数；还有一家医院采取阶梯性系数调节，有点像缴纳个人所得税的方式，他们的员工戏称要纳两次“税”。

封顶是一种“平衡”、“和谐”的办法，但是封顶会压制积极性，带来一些副作用。

某公立医院初次制定绩效工资分配方案，实施后发现人均收入增长很快，引起社会同行业的攀比，给政府相关部门造成了压力。医院为了解决这个问题，给每个科室设定了一个封顶线，绩效工资达到这个“线”后，不管你业绩多好，也不增加绩效工资了。结果，当科室的业务增长令员工绩效工资达到封顶线后，便出现了三钟现象：一是推诿病人，不想多做事了；二是人情治疗，熟人、亲戚住院漏账；三是科室成本增加，出现了生活物品的大量领用。

为什么会出现“封顶”现象？

一是绩效工资的核算方法问题（后文章节会有阐述）；二是科室发展不平衡，有病种结构分布不均的原因，也有科室带头人管理、经营能力差异的原因，还有医院投入和支持力度的问题（公立医院经常出现院长是哪个专业，该科室就能快速发展）；三是思想观念问题，对做出突出成绩的个人和科室，大家尚不习惯出现较大的分配差距。由于上述原因，医院主要管理者为了平衡大家的心态，只能牺牲积极性。

公立医院改革已明确提出要“拉开医务人员的分配差距”，“向关键岗位倾斜、向贡献大的人倾斜”、“优绩优酬”，符合市场经济规律。但是，差距过大同样会产生副作用，这就需要我们既不能封顶，又要可控。

控制分配结果是公平的体现，也符合共同发展的理念。我们控制的目的不是不让做得好的人多得，而是控制医院不同群体之间的差距和排序。没有差距不能调动贡献大的人的积极性，也不能鞭策懒人；但是差距过大也不利于调动大多数人的积极性和员工间的和谐，因此控制差距和群体排序是保证分配合理的必要手段。

比如，医院员工有各类人员，科主任、护士长、医生、护士、技术人员、工勤人员等等，各类人员的工作性质、作用大小是不一样的。我们说的“控制差距”就是控制各类人群之间的差距倍数，控制最高与最低人群之间的差距倍数，这种倍数关系在一定时期内不要缩小或扩大，本来拿得多的增长了，拿得少的人群也跟着增长，只是保持相互之间的差距倍数，绝对值应该发生相应的变化，这样既保持了平衡，也保持了差距。

点睛

差距的倍数和排序应该随着社会经济的发展、行业的变化、市场人才需求的变化而进行动态的调整。

如何确定和控制绩效“差距”？

目前大多数公立医院各类人员之间绩效工资存在一定的差距，我们对南部（广东）、中部（湖南、江西）、西部（甘肃、宁夏）等地区不同等级的12家医院调查发现，医院员工对差距合理性的满意度整体不高，仅在34%～56%之间，其中绩效工资整体水平高的地区满意度高些，整体水平低的满意度低。究其原因主要还是没有科学、合理的方法来确定恰当的差距与排序。

2011年3月，我去新疆讲学，当地气温低达12℃。一位院长告诉我，他们那里的暖气维修工人强调他们和医务人员一样重要，理由是如果暖气管坏了，他们不修，医务人员和病人都会冻坏，所以他们要求与管理人员同样标准分配绩效工资。让院长为难的是，这些工人大多数是少数民族，矛盾激化了上级领导会要求他们注意“民族政策”。

我给他出主意，让他们对机关后勤人员设计一些学历、职称、年资等标准，一般来说，机关工作人员比工人的学历、职称要高，这样管理人员普遍会高于后勤工人。同时，对年资高的，不论是管理人员还是工人，让他们比年资低的人多拿一些，矛盾便会减少很多。

医生和护士的工作谁重要？

俗话说“三分治疗、七分护理”，国家多次强调护理的重要性，为什么医生就要比护士拿得多？

要回答这些问题我们不能走入“重要和不重要”的误区，而应该遵循经济规律，从多种因素来分析，确定不同岗位之间的不同价值，要知道，有时候“重要性”与“价值”是不一致的。

为了便于分析，医院在宏观层面，可以根据工作性质把医务人员分成若干类，再确定各类人员的差别。例如，医务人员可分为科主任、骨干（高级职称）医生、普通医生、护士长、护士、技术人员等6类，各类人员又根据五个方面的要素来确定分配的权重，计算出差距比例和排序。

第一个要素是对病人治疗效果的影响程度。

医院的最终“产品”就是治愈或康复的病人，在整个诊断和治疗过程中，需要各个岗位的人员共同努力，每个岗位都重要，但是每个岗位对“产品”的贡献率是不一样的，也就是说对病人治愈或者康复的效果影响是不一样的。影响程度越大的群体分配要素就应该越多一些，反之要少一些。

第二个要素是利用他人或者非人力资源的多少。

在病人整个就诊和治疗的过程中，有的岗位更多靠个人的资源来完成职责，有的岗位需要借助其他人的工作成果，或者利用非人力资源，如仪器设备等。工作中利用他人资源或者非人力资源多的岗位比利用这些资源少的岗位分配要素要少，反之则多。比如说康复科的按摩师，完全靠手工劳动，创造出来的价值分配给个人的比例就要高些，而利用理疗设备治疗所创造出来的价值，分配给个人的比例就应该少些。这也可以解释为什么医技检查医生比临床医生分配因素要少的原因。

我们这里说的分配因素多少并不代表分配的绝对值多少，只是在其他条件完全一样的情况下，分配因素多的绝对值也高。在实际情况下不可能只有一种因素来决定分配的多少，因此，最终分配的绝对值是多种因素的总和。

第三个要素是“人”的投资多少。

有些国家医生收入高与他们的投资是分不开的。美国一个执业医师先要读4年普通本科，再读4年医科，然后接受9年～11年的住院医师和专科医师培养，这期间的时间成本、费用成本都十分高昂，所以美国的医生在社会各行业中收入是很高的。日本也一样，学医要付出高昂的学费，据说要花掉一栋别墅和一辆汽车的钱。

因此，一个岗位的人才在成熟前，其付出时间和经济成本高的薪酬也应该高，这符合市场经济规律。

第四个要素是岗位人才的稀缺性，这在前面章节中已经阐述。

第五个要素是员工的承受力。

我在广东某医院做绩效工资分配方案，调研时发现临床科室的医生和护士在分配绩效工资时按人头平均分配，我问医生没有意见吗？他们告诉我这里的人文习惯是比较“和谐”，大家不愿意因分配问题产生矛盾，也不希望医生与护士之间差距太大。这就是一个承受力的问题，如果管理者认为理想的“差距”，而员工却接受不了，也不能强行实施。

其他还要考虑的因素包括上级领导的态度、当地政府相关要求等等。

根据这些内容我们设计了计分权重法来将上述要素量化。

先确定差距倍数，在6类人员中，最高与最低差距要可控，也就是说我们根据当地和医院的实际情况，把最高与最低人群间的差距控制在什么范围内。如果控制在3倍以内就用3分法，4倍以内就用4分法。每个项目分配要素最多的计最高分，分配要素最少的计最低分（不计为0分）。

我们来看一个实际操作的例子（见表1）：

表1 3分要素法确定类别权重排序表

类别	影响效果	资源利用	稀缺性	投资成本	承受力	权重排序	标准系数
科主任	3	3	3	3	3	15	1.0
高级医生	3	3	2	3	2	13	0.85
普通医生	3	3	1	2	1	10	0.65
护士长	2	2	1	2	2	9	0.6
护士	2	2	1	1	1	7	0.45
技术员	2	1	1	1	1	6	0.40

我们先看第一个要素“影响效果”的给分，在6类人群中，医生对病人治疗效果影响因素是最多的，我们给最高分3分，护士和技术员次之，我们给2分。

再看第二个要素“资源利用”的给分，同样医生利用资源最少，给3分，护士的工作需要利用医生的工作成果如医嘱，我们给2分，技术员需要利用更多资源，特别是设备仪器，给1分。

再给第三个要素“稀缺性”打分，在医生系列中科主任最稀缺、高级医生次之、普通医生不那么稀缺，分别给3、2、1分。护士系列、技术员都只给1分。为什么护士长也只给1分呢？判断稀缺性的方法很简单，就是这个岗位缺人时有没有人愿意去，没有人愿意去就稀缺，有多人竞争就不稀缺。

依上所述，第四、第五个要素的给分也就不难理解了。

表1中的标准系数显示科主任群体是技术员群体的2.5倍。医院可以依据各类群体的排序、系数差别来控制和确定绩效工资分配的数额。

表2是某医院生产科室各类人员平均月绩效工资的排序情况，原方案显示医技科室医生高过临床医生，护士也高过临床医生，显然不合理。调整后新方案结果显示临床医生高过了医技医生，医生也高过了护士，最高群体是最低群体的1.5倍左右，基本上公平、合理。

表2　某三级医院新、旧方案月绩效工资群体差距和排序比较表

	原方案（元）	排序	调整后方案（元）	排序
临床科主任	4744	1	6184	1
医技科主任	4502	2	6016	2
门诊主任	4497	3	5229	3
护士长	3987	4	4947	4
医技医生	3656	5	4355	6
护士	3392	6	3988	7
临床医生	3215	7	4544	5

同一类群体内部的分配差距又如何确定？

很多公立医院都是以职称为分配依据或者平均分配，这样不能体现“多劳多得、优绩优酬、按贡献和岗位”分配的改革原则。合理、科学的绩效指标包含业绩、贡献率、岗位要素等。业绩指标包括工作量、经济收入、成本控制、质量指标、目标任务和要求等；贡献率的主要量化指标是人均业务收入。人均业务收入多的科室（同类性质的科室）比收入少的科室创造了更多的剩余价值，分配也应随之增加。

有些岗位是不能用数量指标来评价的，比如护理岗位的白班、晚夜班，只能按岗位的辛苦程度、风险因素来确定分配比例。

因此，正确设计、量化绩效指标以及确定各项指标的权重是建立“以公益性为核心的绩效考核体系”的关键。以公益性为核心的绩效指标并非简单地排除经济指标，我们提倡经济指标重在“管理”，收入仅仅是确定绩效工资量的一个因素，重要的是经济管理指标，如合理收费（总费用控制）、成本管理、药品比例等。

关于经济收入是否列入绩效指标的问题颇有争议，这里不想给这个问题下结论，公立医院员工的个人收入如果与经济收入挂钩，肯定会促进医疗费用的增长，这是与政府改革的目标相悖的。但是不挂钩，医院的运行有困难，员工的收入得不到保障，积极性调动不起来。因此，尽管政府明令禁止医务人员个人收入与业务收入直接挂钩，但目前大多数医院仍将经济收入列入绩效指标之内，而且在相当一段时间内，这个问题恐怕也很难根除。

指望用某一项措施来解决医疗费用增长的问题是不现实的，即使在美国，非营利性医院医生的收入也是与自己的诊疗收费挂钩。问题的关键不在于挂不挂钩，而是约束和制约的条件没有明确，对不合理收费、过度医疗的管理力度不够，没有可操作的方法。

因此，我们在这里推荐的一些方法也只能是适应目前现状的权宜之计。

首先看科主任之间的差别如何来确定？

科主任在医院的位置十分重要，不仅是技术骨干，还担负着学科发展、人才培养、科室管理以及医疗风险的责任，因此科主任的绩效工资不仅在量上有别于一般医生，在分配方法上也应该不同。由于专业的不同、科主任的能力和贡献不同，在大多数医院中，科室发展水平也是不一致的，因此科主任之间的绩效工资也应该有差距。

管理者先要设计出科主任年度绩效工资的总量，这只是理论上的收入，实际收入需要通过对科主任考核、评价其职责履行情况和任务实际完成情况来确定，考核指标、任务等可以根据医院的实际情况和当地政府主管部门的要求来设计。

科主任绩效工资总量设计方法要简单、操作性强。

我们研究了一种“要素法”来确定不同临床科室主任的绩效工资总量。其中包括三个要素：

第一个要素是学科定位计分，是根据所在科室学科评定等级赋予不同的分值。学科定位的评定，可以参照国家和地方成熟的评价指标和方法，所有学科都不会因学科的大小、经济效益受影响，学科发展也是任何一个科主任最主要的职责（见表3）。

表3 学科计分标准

	国家重点	省级重点	市级重点	医院重点	一般学科
计分标准	10分	8分	6分	5分	4分

第二个要素是科室规模计分，科室规模主要以出院人次来体现。年度出院人次最高的科室计5分，其他科室以最高出院人次相比计算分。

第三个要素是科室收入计分。

目前公立医院仍然需要依靠医疗收入来维持运行，因此科室收入也是一个不可或缺的要素。但是这里的科室收入应该是核算收入，不包括药品、高值耗材的收入，而且所占权重与“科室规模”要素一致，最高的计5分，其他科室计分方法同前款。

如果一个临床科室理论上讲在医院是最好的科室，国家级重点学科、出院人次最高、业务收入也最高，各项指标都得满分，那就是20分，我们可以根据当地经济水平和医院实际情况来确定这个科主任应该获得多少绩效工资，确认的量不是一个具体数值，而是医院员工平均绩效工资的倍数。如果确认为员工的5倍，那么这个科室所得计分除以4，就得到这个科室主任的实际绩效工资倍数（见表4）。

以神经外科为例，一般学科计4分，收入计分与最高

表4 某三级甲等医院外科系统测算过程和结果

科室	学科	计分	收入	计分	出院人次	计分	合计	倍数
神经外科	一般	4	889	3.2	1593	1.91	9.11	2.28
甲状腺科	一般	4	379	1.38	2341	2.82	8.20	2.05
胸心外科	院重	5	445	1.63	1014	1.22	7.85	1.96
妇科	省重	8	1369	5	2963	3.57	16.57	4.14
产科	省重	8	1040	3.80	4154	5	16.80	4.20
肝胆外科	市重	6	731	2.67	2192	2.64	10.90	2.73
胃肠外科	一般	4	398	1.45	1938	2.33	7.78	1.95
泌尿外科	一般	4	685	2.50	2779	3.34	9.84	2.46
脊柱外科	一般	4	457	1.67	1265	1.52	7.19	1.80
骨科	一般	4	627	2.29	1993	2.40	8.69	2.17
烧伤科	一般	4	606	2.41	714	0.86	7.27	1.82

科室妇科（5分）相比计算出为3.2分，出院人次与产科相比计算出为1.91分，合计为9.11分，除以4得到2.28，也就是说神经外科主任设计的年绩效工资是员工平均的2.28倍。产科是省级重点学科计8分，收入计分3.8分，出院人次最高计5分，合计16.8分，除以5得4.2倍。

从表4可以看出，任何一个科室主任绩效工资的高低不取决于单方面的指标，只有学科建设、规模和效益都好，科室收入才高。

对规模较小的基层医院（二级），学科计分可以改为非定位因素，根据医院实际情况和发展需要给学科建设加分。

接下来看看护士长绩效工资拉开差距的分配办法。

大多数医院护士长的绩效工资是以本科室员工平均绩效工资为确定依据的，而科室员工的绩效工资又主要以经济收入为依据，这样就可能出现护士长工作最辛苦、绩效工资却不一定高的结果。为了支持医院落实垂直护理、体现绩效工资与护理职责的直接关联，护士长的绩效工资总量首先由医院按全院护士的倍数确定，统一由护理部根据护士长所在科室的护理量、技术难易度和风险等因素，设计出可以量化的绩效指标，经考核确认各护士长的绩效工资量。

表5是某三甲医院护士长工作量、技术要求指标量化计分标准，根据各护士长得分之和与护士长绩效工资总量计算出分值，加上质量考核结果，然后算出每个护士长的实际绩效工资。

表5 护士长工作量考核计分项目及标准

项目名称	计分标准	项目名称	计分标准
抢救	0.7分/次	重症监护	0.5分/天
病危	0.6分/天	特级护理	0.4分/天
病重	0.2分/天	一级护理	0.2分/天
出院	0.3分/人	二级护理	0.1分/天

用以上计分方法得出护士长所在科室护理工作数量、难度、风险性的量化结果，医院和护理部将全院临床科室护士长的总分进行比较就可以计算出各个护士长的绩效工资差别。这种基于公开标准、量化标准的方法基本体现了公平，当然这种方法仅能计算出护士长的应得绩效，实际所得还需要考核护理质量等其他绩效指标。

比如：某医院设计每个护士长工作量绩效工资为

1100元/月，内科护士长10人，某月工作量计分总分为193.5分。

先计算分值：1100元×10人÷193.5＝58.8元/分

某科室护理工作量计分18.9分，则该科护士长工作量绩效工资＝18.9×58.8＝1089.3（元）。

那么，医生和护士的绩效工资如何拉开差距?

医护之间绩效工资分配的差距是每个医院争议最多的问题，相同职称、相同资历的医生与护士，在国家事业单位的岗位工资体系中，护士高过医生，再加上国家目前非常强调护理的重要性，于是造成绩效工资分配过程中医护之间差距很小甚至没有差距。

在医疗过程中，医生起主导作用，而且医生的成才周期长，投资成本高，国际上任何一个国家医生的收入都远远高于护士，而我国公立医院绩效工资分配制度却基本上没有体现出这种必要的差距。

深圳一位民营医院的院长告诉笔者，他们医院的医护分配是分开核算的，过去医院先核算出科室总的绩效工资，然后再按一定比例将医护分开核算，即使总量中60%分给医生，医生仍不满意，认为护士是靠医生吃饭。护士人数比医生多，只分40%，当然更不满意。后来他们把医生的绩效工资与个人的业绩直接挂钩，做得多拿得多，做得少拿得少，医生不再担心护士分了他们的钱。护士则根据当地民营医院的普遍价格、公立医院合同制护士的价格等综合因素，确定理论收入，然后再与工作业绩考核后挂钩，大家都没意见了。当然，结果是医生和护士差距很大，即便是同样职称的医生和护士，收入也大不一样。

这种分配理念值得公立医院借鉴。

最近我去辽宁鞍山，有一家县医院也是把医生和护士的绩效工资分开核算，医生完全按个人的业绩计算绩效工资，包括门诊业绩、病房业绩和手术业绩，护士按科室业绩核算护士的总额，再做护士个人的二次分配。但问题是医护之间的差距接近3倍，没有得到很好的控制。我们在其医护分开核算的基础上调整了计算方法，把护士与医生的收入关联起来，核算分开，引入职称因素，把二者的差距控制在2倍以内。

如果医护按1：1分配，实际结果会是医生收入少于护士，因为一个科室中医生的平均职称高过护士，这就意味着高职称的医生与低职称的护士拿的一样多。在目前公立医院机制体制尚未彻底改革的情况下，医护差距可以采取医护相同职称同等对待、不同职称不同对待的方法来拉开医护差距，这样比较容易接受。

比如，设置职称系数，正高1.3、副高1.2、中级1.1、师级1.0、士级0.8等，目前公立医院一般情况下医生高、中级职称比护士多，而护士士级多，测算后基本上医护比为1：0.7～0.75。这种差距在大多数公立医院是可行的。

再来讲讲医生之间差距。

医生之间差距的体现主要是业绩，用量化的绩效指标来拉开分配差距。根据公立医院“公益性”的要求，绩效指标不能单纯或者主要是经济指标，但是在实际操作过程中经济指标又是唯一“钢性”指标，而其他

“公益性”指标量化后与绩效工资如何挂钩标准难掌握，而且操作时的变数较多。我们建议把绩效指标分成两大类，一为“分配指标”，也就是确定医生个人绩效工资量的理论值，可以用完全量化且不易变化的指标。这一类指标与绩效工资挂钩就可以起到直接的激励作用，如工作量、项目数量（如实施临床路径的数量）、核算收入等，根据这些指标的权重赋予不同的分值，每个医生根据完成的工作计分，在科室绩效工资总量核算出来后，根据科室医生总分计算出分值，再算出医生个人的绩效工资。这样产生的差距完全是以业绩为依据的，只要各项指标权重合理，差距就合理。各项分配指标的选择、所占权重比例的确定方法是保证合理的基础，应该由分配者（科主任）提出、被分配者讨论，取得基本一致后才能够保证方案可操作。

关于如何理解“个人绩效工资与业务收入挂钩”的问题，过去笼统地提出医务人员个人收入不能直接与业务收入挂钩，不具操作性。现在提出要提高劳务性收费标准、体现医生的价值，如果提高了劳务性收费标准，又不与操作者挂钩，价值又如何体现？

国家卫生体制改革“十二五”规划暨实施方案比较明确地说明了这个问题：医务人员个人收入不能与药品和检查收入直接挂钩。

也就是说不能实行开处方、开检查单提成，但是并没有禁止医生绩效工资与诊疗费、治疗费、护理费、手术费等劳务性收费挂钩。

另一类绩效指标就是质量指标、标准指标、要求指标，如医疗质量、药品比例、费用成本控制、满意度等，这一类指标不容易用来确定绩效工资量，但可以在第一类指标确定了绩效工资量以后，考核医生是否可以得到确定的绩效工资，如果没有按要求达到质量标准和其他要求的标准，按事先确定的标准扣除当事医生的一定分数或者直接扣除一定数额的绩效工资，这样操作起来简单、明了，容易掌握。我们把这一类绩效指标称为“考核指标”，其实质就是约束指标，用来保证“公益性”。

最后讲讲护士之间差距。

护士之间的差距主要体现在岗位差别。护理工作中不同岗位的劳动强度和承担的风险是完全不一样的，如临床岗位明显比辅助科室岗位风险大、辛苦，临床岗位中晚夜班比白班辛苦。因此，可以根据护理岗位的不同设置不同的分数来体现差别，然后根据护理单元总绩效工资量和每个护士累计在不同岗位上班所获得的总分计算出分值，最后计算出个人绩效工资量。

表6是两个医院的护理班岗位根据不同时间段、不同辛苦程度设置的分数，体现了岗位差别。在同一班岗位上，不同的职称分数也不同，又体现了能力的差别，应该说符合公平原则。

表6－1 某三级甲等医院各班岗位计分标准

<table>
<tr><th></th><th>白班</th><th>医嘱班</th><th>总务班</th><th>晚班</th><th>夜班</th><th>非临床</th></tr>
<tr><td>护士</td><td rowspan="4">0.8～1.2</td><td rowspan="4">0.6</td><td rowspan="4">0.6</td><td>1.5</td><td>2.5</td><td rowspan="4">0.4</td></tr>
<tr><td>护师</td><td>1.7</td><td>2.7</td></tr>
<tr><td>主管护师</td><td>1.9</td><td>2.9</td></tr>
<tr><td>副高护师</td><td>2.0</td><td>3.0</td></tr>
</table>

表6－2 某二级甲等医院各班岗位计分标准

<table>
<tr><th></th><th>A班</th><th>P班</th><th>N班</th><th>电脑医嘱班</th></tr>
<tr><td>护士</td><td>1.0</td><td>1.2</td><td>1.6</td><td rowspan="4">1.2</td></tr>
<tr><td>护师</td><td>1.2</td><td>1.4</td><td>1.8</td></tr>
<tr><td>主管护师</td><td>1.4</td><td>1.6</td><td>2.0</td></tr>
<tr><td>副主任护师</td><td>1.5</td><td>1.7</td><td>2.1</td></tr>
</table>

涨工资后医生为什么更不稳定？

2006年，国家对公务员和事业单位进行了工资制度改革，这次改革在我们的印象里是一次大规模的工资上调，平均每人按资历上调了好几百元，特别是事业单位更为明显。

然而，就在这次改革后不久，一位县医院院长请我帮他解决一个棘手问题。他告诉我，涨工资后医生反而不稳定了，好几个骨干先后离开了医院。

原来他们医院一批40岁～50岁的医务人员中，涨工资后护士的工资高过了医生，而这个年龄段的护士一般都受照顾不必上晚夜班了，或者调到了轻松岗位，医生则正当年，干得辛苦，工资比同龄护士少，心里不平衡，几个骨干就奔向发达地区了。

院长说，他原本并不想给大家涨工资，一是医院经济状况不是很好，负担重，二是政府又没增加投入。但是又怕大家上访。

我说，国家给的政策，也是提高医务人员的待遇，你不涨，群众肯定有意见。至于医生和护士的差距问题，可以在绩效工资分配中拉开，让医生多些呀。

他说：我已经拉开了，差距还不小，护士只有医生的一半。

我问：具体是多少呢？

他说：医生200元，护士100元。

我笑了，这也是差距？

分配理论中有一个竞争性概念，一般来说，若想让某个岗位具有竞争性，也就是说要引导人们去争取这一岗位，那么这个岗位的待遇至少要比其他岗位高10%，甚至更高。低于这个比例则没有竞争性，自然没人会去。

这家医院医生的绩效工资虽然比护士高出一倍，但是总量低于10%。要解决问题唯一的办法就是在现有差距比例的情况下，较大幅度地增加绩效工资总量。

院长为什么抱怨下属执行力不够?

一位朋友经营了8家民营医院，最近他成立了一家管理公司，希望减轻自己的管理负担。但是事与愿违，他感觉自己越来越忙，什么事情都要问他，要他出面处理。

我开玩笑说，过去你要处理8家医院的问题，现在8家医院没减少，还多了一家公司，当然更忙啦。

我们的公立医院院长同样有这样的抱怨，总希望有高人指点，提高下属的执行力。其实仔细想想，下属们并不是所有责任都不履行，也不是所有布置的任务都完成不好。事实上，只要是那些严格考核，并且考核结果与个人利益挂钩的事情就能做得好，凡是不考核的事情就可能出问题。

为什么科室愿意收病人了？为什么医生看门诊能坚守岗位了？因为收病人与绩效工资挂钩，因为坚守岗位可以看更多的病人，个人收入会更多，反之，不坚守岗位会受处罚。

我在那位朋友的办公桌上看到一份文件，是下发到各个医院的“会议制度”，要求倒是很多，但是没有罚则，下属不按规定执行怎么办？这是许多医院的通病，文件下了很多，要求也很全面，就是没说不照章执行或者没达到要求该怎么办。

绩效考核其实就是增强下属执行力的一个有效方法，绩效工资就是对绩效考核结果的体现，绩效工资是对那些职责履行好的、按要求做到了的、创造出更多业绩的下属的奖励，也是引导员工行为的工具。

为什么医技科室绩效工资比临床增长快?

当我们首次设计绩效工资提取比例时，对临床给予倾斜，提取比例高于放射、检验、超声等医技科室，这体现了公平的原则。方案运行初期，临床的绩效工资会比医技科室高。但时间一长，医技科室的绩效工资逐步追上甚至超过了临床科室，这引起了临床的不满。

为什么医技科室绩效工资增长比临床快?

一个主要原因是科室核算模式出了问题。

假设这样一个案例：CT室某月业务收入100万元，成本支出60万元，其中固定成本50万元，包括房屋折旧、设备折旧和人员固定工资，变动成本10万元，主要是胶片等消耗性支出。固定成本不随业务的多少而发生改变，也就是说，不管科室业务收入是多少，这一部分都要算成本，而且变化不大。变动成本则是随业务量变化而变化的，业务量大支出也大。这就是我们常说的“全成本核算”，当然还要包括一些分摊的管理费，因数额不大，可以忽略。

CT室通过“全成本核算”后有收支结余40万元，如果我们设计绩效工资提取比例为10%，这个月员工可分配绩效工资为4万元。

上述过程就是CT室全成本核算计算绩效工资的方

法，这个方法目前在大多数医院中“流行”，被认为是最合理又能够控制成本的好方法。

继续看CT室的情况。

数月后，CT室业务收入达到150万元，继续按全成本核算方法，减去固定成本50万元，减去变动成本15万元，收支结余85万元，按10%提取绩效工资，员工这个月可分配绩效工资为8.5万元。

问题就出现了！科室业务收入从100万元到150万元，增长了50%，而员工绩效工资从4万元到8.5万元，增长了112.5%。

很明显，绩效工资增长幅度大大超过了业务增长幅度。

临床科室用这种方法核算，理论上同样会出现类似的情况，只是临床科室不可能有这么大幅度的业务增长，即便业务量增长很快，医院也会适时分科，不会让某个临床科室无限度地扩大。而医技科室就不一样了，临床科室增加的业务量，包括新增科室，都给医技科室“创造”了“市场”。

医院的临床与医技科室，就单个核算科室而言，业务和经济的增长，永远是医技科室快过临床，就像兔子和乌龟赛跑一样，兔子先天就比乌龟跑得快，不管你让乌龟先跑多远，只要路途足够长，兔子总会超过乌龟的。

解决这个问题的方法有两种，一是“直接比例法”，二是“预算法”。这两种方法我在多家医院推行使用，都被证明是可行的。

先说“直接比例法”。

继续以CT室为例，当CT室收入100万元时，通过全成本核算，员工绩效工资为4万元，4万元与100万元的比例关系是4%，不是减去成本后的4%，而是直接收入的4%。

直接比例法就是确定4%以后，不管CT室业务发生什么变化，都用4%来计算绩效工资，如数月后业务收入达到150万元，4%就是6万元。业务收入增长了50%，绩效工资也增长50%，既简单又合理。

第二种方法就是“预算管理”。

这里讲的预算管理不是医院层面的财务预算管理，而是用“预算”的原理来调节医技与临床增长速度不一致的问题。仍以龟兔赛跑为例，要想得到一个公平的结果，首先应计算出兔子的速度是乌龟的几倍，并依此制定比赛规则，即在相同时间里看谁先跑完应该跑完的路程，当然二者的路程是不一样的，兔子的速度比乌龟快几倍，其赛程就要比乌龟多几倍，这样才体现公平。

我们可以根据以往资料进行分析，做出新一年的增长速度预算，比如临床科室业务增长速度是15%，医技科室是25%，那么当临床科室的实际业务增长达到了15%，绩效工资也相应增长15%。同理，医技科室的绩效工资若要增长15%，其业务量也应配套增长25%，否则其绩效工资的增长幅度应按比例减少。

大家会觉得医技科室业务增长了25%，绩效工资才增长15%，是否不公平？

我们来分析这个问题：临床科室如果业务增长10%，其员工需要付出10%的努力，而医技科室业务增长10%，只有少数员工需要付出相应努力，而大多数员工并不需要增加劳动量。比如检验科，标本量增加，更多的只是增加机器负荷而已。

这两种方法的共同结果是，基本保持了两类科室绩效工资水平的同速增长。

为什么科室业绩增加了绩效工资反而减少了?

与某医院科主任座谈，发现普外科主任对医院的分配办法不满。

问他原因，他说：科室业务增加、收入增加，但是员工绩效工资没有增加，大家没有积极性。

院长解释说，普外科今年买了腹腔镜，他们开展的例数并不多，虽然科室收入增加了，但是扣除设备折旧、消耗成本后，收支结余反而减少了，当然绩效工资不能增加。

又是“全成本核算”惹的祸。

我们想一想，科室业务增加、收入增加，但是个人收入不增加，员工会有积极性吗？科室还会开展新技术、新业务吗?

科室全成本核算的目的是什么？我们在下一个问题中会来数数全成本核算的弊端。

“全成本核算”为什么控制不住成本?

还是拿上文中的例子来讲讲这个问题吧。

CT室的全成本包括固定成本和变动成本，固定成本不以业务量的变化而变化，它是由房屋折旧、设备折旧、人员固定工资为主要项目组成的，共计50万元。变动成本由胶片、材料、水电开支、差旅费等构成，随业务量的变化而变化，设定CT室收入100万元时，变动成本为10万元。

固定成本是科室无法控制的，完全按照财务核算的原则分摊给科室，不管科室收入多少都要扣除，这就会出现当科室收入少于成本时，也就是没有收支结余时，科室就没有绩效工资。

还会出现两种情况，一是当科室开展新技术、新业务初期，投入的设备折旧会加大科室成本比例，降低收支结余比例，意味着绩效工资会减少；二是医院的成本价格是由市场调控的，而医院的收费则由政府（计划）调控，非常滞后，就会出现科室收入增长幅度慢于成本增长幅度，同样意味着收支结余比例下降、绩效工资增长缓慢或者不增长。这两种情况都会影响员工的积极性。

CT室变动成本10万元，是科室可以控制的，但是在总成本（60万元）中占的比重很轻，如果科室减少开支5%（已经很努力了），节约了5000元，却只能增加科室绩效工资500元，对科室每个员工而言几乎没有影响，大家会有动力去节约成本吗？

所以，放射科的胶片领用，科主任几乎不管，每个技术员都可以领用；临床科室的输液器、注射器，每个值班护士都可以到科室库房去拿，钥匙就放在科室公用抽屉里；检验科试剂没有人去研究如何节约使用。这些才是医院真正需要控制的成本！

有一次在医院培训，我问检验科主任：你们科室一年收入多少？

他说1000万元。

我又问：试剂成本占收入比例多少？

他说20%。

我说降到16%你能做到吗？他说难。

我说给你10万元奖励可以吗？他说试一试吧。

从他回答的口气表明问题不大。

如果降到16%，也就是说节约40万元，用10万元奖励他于公于私都是合算的。我想说明的是，科室成本的控制一是要落实到责任人，二是要落实奖惩。科室按全成本核算，成本高了，全科绩效工资减少，等于是让全科员工承担了成本责任，结果是没有人管。因此，成本管理的责任应该落实到具体责任人，也就是科主任和护士长。

用科室全成本核算的方法计算绩效工资至少有以下弊端：

- 不能真正控制需要控制的成本；
- 对以社会效益为主的科室员工不公平；
- 把快速增长的医院成本转嫁给员工；
- 不利于鼓励科室开展新技术、新项目；
- 绩效工资医技科室比临床科室增幅快，不符合医院岗位特点。

天天做手术的主任是好主任吗?

在咨询小组为医院领导作了调研汇报后，院长单独邀我去他的办公室。

院长说：我现在最困惑的事，就是如何让科主任把对业务的热衷放一些到科室管理上来。很多科主任天天泡在手术室，遇到我就说，今天又做了什么大手术，或者说今天他不上台问题就解决不了啦，请他们开会就说在抢救病人，还不好批评他们！

我们一起分析这种现状。

第一个原因是医院在转型而员工观念还没有转过来。

该院原来是一所发展很快的二级医院，当年为了发展，从各地引进了大量技术骨干，而这些骨干大多数没有从事过管理，担任主任后也没有经过管理培训。医院从二级晋升为三级医院后，需要从单纯技术发展转为同时要加强管理、学科、人才培养等方面的建设，而主任却没有这个意识，没把自己的工作重点转过来。

第二个原因是社会对技术水平的认可胜过对管理的认可。

大多数技术骨干来自外地，他们需要社会的认可，而技术水平高找他的人就多，社会认可度也高。

第三个原因就在于医院的绩效管理导向，手术多、临床工作量多，收入就高，而管理者的收入远低于业务人员。

要解决这个问题仍然要从绩效管理入手。

首先要明确科主任的职责。

科主任不应再把从事具体业务作为其主要职责，而应把科室的学科发展、人才培养和科室管理作为主要责任，明确主要责任后就要考核、评价，最后与科主任个人收入挂钩。

比如，很多医院为了鼓励外科发展，体现手术劳动价值，对手术者给予手术补贴，或直接从手术费用中提取绩效工资。有的外科主任为了得到更多的手术提成，“霸占”手术、垄断技术。解决这个问题的方法就是科主任不再按个人手术量提成，而是按医生平均手术补贴的1.3倍~1.5倍发给科主任，不管他做多做少。这样科主任就不会“积极”地“通吃”大小手术，而是做他该做的手术，同时也会积极培养年轻医生。

在给这家医院的中层干部培训时我说：你们在当科主任的第一年，对院长说，你每天都在做手术，你不去做，这些手术就没人能做，这时院长应该重视你；第二年你继续这样说，院长就应该不理睬你；第三年你还这么说，院长就应该批评你了。为什么？因为你做主任，一个重要的职责就是培养人才。第一年别人不会做手术情有可原；第二年还不会就说明你没有重视你的职责，没有培养人才；第三年还没有人会做，就说明你根本没有履行这个职责，不管你个人的技术水平有多高，你都是失职。

医院什么岗位适合年薪制?

我们先来做一个试验。

在一个大会场开会，会场有A、B两个门，入场时如果从A门进，每人可以获得500元现金，从B门进的人抽签，一半的人可以获得1000元现金，另一半人一无所获。

你选择从哪个门进?

散会后出场，仍然是这两个门。

从A门出去的人每人要交回500元，从B门出去的人抽签，一半的人要交回1000元，另一半人不用交钱。

你又选择那个门?

反复试验的结果是：进场时大多数人选择A门，出场时大多数人会选择B门。

这个结果说明：当人们获得的时候不愿意冒险（中国人称“落袋为安”），而失去的时候却愿意冒险。

这是一条普遍规律，这条规律源自2002年获得诺贝尔经济学奖的“前景理论”。

我们再来思考一下：要想获得最大利益应该从哪个门进、哪个门出?

当然是从B门进B门出。

运气好的话可以获得1000元，但同时要承担损失

1000元的风险。

这也说明了一个道理：要想获得利益就要承担风险，利益越大、风险也越大。

“前景理论”有助于帮我们正确理解“年薪”的内容。

“年薪”不是一个钱的数额概念，它是包含了责任、风险、利益、资源配置等内容的一种薪酬形式。

因此，适合年薪制的岗位要有明确的责任目标、岗位配备的必要资源、完成任务后获得的利益和没能履行职责必须承担的风险。

责任、资源配置根据不同的岗位而确定，利益就是报酬，可以是现金、物质或者股份，股份既是利益部分，也有风险因素，股份可以送，也可以购买或部分购买。

一位公立医院的科主任想去一家上市公司投资的医院应聘，职位是副院长，薪酬除了固定“年薪”外还有业绩提成。让他不能理解的是需要他购买一定份额的股份，而且价格高于市场价。我告诉他这就是希望你承担一定的风险，因为这家医院是新投资的，需要一定时期的发展，如果效益好，股价升值，你就会获利，如果亏损，股价贬值，你也要承担风险。

风险的另一种体现方式就是年薪的支付方式。把年薪的一定数额（一般超过一半以上）留在年底或者合同期满时支付，必要时还可以缴纳一定的风险金。考核期满后（要事先约定），根据考核结果支付薪酬。

因此，不管是管理者还是学科带头人，要拿年薪就要明确责任，确定与责任和任务相适应的待遇，配给履行职责的必要资源，并承诺没有完成任务所需承担的风险和方式。

医院院长、科主任、项目负责人等岗位，有明确的年度目标或任期目标的，适用“年薪”管理。

应聘者要50万年薪如何给?

浙江一家民营专科医院缺一位学科带头人，从公立医院物色了一位主任，沟通了多次都没有结果。

院长问我有什么办法可以把他“挖”过来?

我问：你们谈了许多次，问题在哪里?

他说：待遇问题。

原来这位主任要求年薪50万元，而该地区公立医院同样资历的主任一般年收入15万元，加上其他收入估计总收入在30万元左右，市场价格也不会超过40万元。院长担心钱花了，如果达不到预想效果，不好向股东交代。

我以第三方的身份与这位主任沟通，他说：我知道这个价格开高了，但是你要为我考虑，我离开公立医院后，将来我退休，或者身体不好不能上班了，老板会照顾我吗?那时我的待遇就远不如在公立医院了。而且我还要重新买房，额外增加我的生活开支。

我向院长建议：解决问题的办法有两个，一是给他技术股份，二是答应他的要求。

院长向股东汇报后决定采取第二条建议，给他50万年薪，但是要求他必须达到医院设定的目标。

我根据院长的要求为他专门设计了一个“50万年

薪支付方案”。

设计时要考虑的第一个因素就是希望他在医院的工作时间长一些，所以考虑对这位主任的支付方式要延长一定期限；第二个因素是要落实医院的目标责任，要将这个责任与他个人的收入密切联系起来；第三个因素就是主任的个人需求要满足。

他的主要职责和任务是：三年内完成三级乙等医院专科建设标准提出的技术、质量体系、规模建设以及人才结构等要求，按医院要求努力完成或基本完成各项任务指标及其他要求。

薪酬的构成为：基本工资、绩效工资、增值实物性工资和养老补充金等。

基本工资为：每月现金支付8000元，不考核业绩，只考核出勤，个人开支每月5000元，要求科室业绩达到上一年度同期水平。

绩效工资为：9万元/年，从4方面考核：经济收入、工作量、合格的技术项目和综合考核。经济收入按年度计划，占30%；工作总量包括门诊人次、手术人次和出院人次，占20%；三乙技术项目完成（包括要求开展的项目和开展量，以3年达标为目标，分解到每年度，由主任自己提出计划），占30%；综合考核占20%。考核百分制，按百分比与绩效工资挂钩，不足按比例扣，超过按比例增加。

增值实物性工资为：提供现值200万元、分期付款300万元增值性房产一处，任职15年内享受居住权，任职15年后，同时满足下列条件则享有产权：以专科收入（自己直接管辖）每年较上一年度新增绝对收入的10%、其他兼管专科新增收入的5%虚提购房款，提满300万元为止。

其他福利：职业年金、各种保险、公共福利。

该职位按要求完成或基本完成任务、任期15年，预期累计收入价值将超过1000万元。

尽管那位主任最终没有接受医院的邀请，但另一位条件更合适的主任接受了这个方案。

为什么多数人认为分配不公?

人人都希望自己最优秀，如果把希望当成努力的方向或动力自然很好，可是不少人并不优秀却自认为很优秀，总认为自己应该比别人拿得多。而一旦拿少了，也不会从自身找原因，而是认为“不公平”。这就是很多医院为什么宁可平均分配也不愿意拉开差距的原因。

其实，平均分配是最大的不公平。

医务人员认为分配不公是由多方面原因造成的。

一是医院内部专业林立，各具特点，很难用一种标准来测量；

二是医务人员的工资是按国家事业单位工资体系执行的，这个体系本身就存在不合理成分，绩效工资分配也会受这些不公平因素影响；

三是目前并没有一个完全科学的、公认的测量标准；

四是个人价值观的问题。

公平理论又称社会比较理论(Equity Theory)，由美国心理学家约翰·斯塔希·亚当斯（John Stacey Adams）于1965年提出。该理论是研究人的动机和知觉关系的一种激励理论。该理论认为，员工的激励程度来源于对自己和参照对象的报酬与投入比例的主观比较感受。也就是说，人们不仅关心个人所得的绝对报酬量，而且关心个人报酬量与社会上其他人报酬量相比较后的相对报酬量。如果一个人感到自己获得的报酬与自己的付出同别人获得的报酬与付出的比值相等或大于别人时，个人就会产生满足感，认为分配是公平合理的。

因此，我们对“公平性”要有一个基本一致的认识。

对公平性的认识，是随着社会经济的发展、人们价值观的改变而变化的。计划经济时期，公平性的体现主要看是否严格按上级文件规定的要求分配，医院完全没有自主权，即使有些余地也是平均分配。市场经济时代人们接受了按贡献、按业绩分配的观念，不同岗位之间就有了差距。

公立医院目前实行的岗位工资是以职称、资历为主要因素来确定的，绩效工资的差别很大程度上受到岗位工资分配方法的影响，要从本质上体现多劳多得、向关键岗位和贡献大的岗位倾斜，真正体现分配的公平，重点体现在操作层面上。

第一要机会均等。

由于现行的薪酬制度是把人们所拥有的学历、工龄、职称等与其实际技能和经验划等号，也把人们具备的能力与其实际在工作中运用时产生的业绩完全划上等号，于是造成内部分配不直接以劳动成果为依据，这首先就造成了相同的贡献和业绩不能获得相同的报酬。比如在临床护理岗位中，晚夜班是普遍认为最辛苦的岗位，而在这些岗位上工作的多是那些低年资、低职称的护士，她们不能像高职称、高年资护士一样既得到白班的岗位，同时又能获得高收入。

某医院心内科员工绩效工资收入明显高于其他科室，除了该科室发展快、业绩好外，还存在机会不均等的因素。科室拥有两台介入放射设备、3台彩超、1台心电图机，所有设备检查收入归该科，分配比例与其他临床科室的劳务性收入比例一样。而呼吸内科人均工作量与心内科差别不大，但是核算收入却很悬殊，绩效工资自然差别很大，这恰恰是因为机会不均等。同样，两个科室护士承担的护理工作量基本相近，两科室的护士甚至可以互换，但是因为所处的“码头”不同，收入也不一样，这也是一种机会不均等。两个科室分配比例虽然一样，但心内科拥有心脏彩超，彩超收入的分配比例应当明显低于一般临床收入，而目前医院分配中对临床科室拥有的设备、仪器并没有区别对待，这就造成了设备多的科室收入高，而设备的配给又没有标准，于是造成了另一种机会不均等。

“机会均等”在医院分配中主要体现在三个方面：一是收入高的岗位和科室，通用人才应该人人有机会，当岗位少而合适的人才多时，可以公开条件、竞争上岗，并且适当降低收入水平；二是资源的配置要机会均等，科室设备的配备需要符合一定的条件和要求，达到标准可以配置，不够条件坚决不予配置，而且配置了资源自然要求业绩提升；三是靠非人力资源增加的收入与人力资源创造的收入在分配上要区别对待，向后者倾斜。

第二是过程透明。

有一次，在北大医学部开办的院长EMBA班上授课，我问学员们：你们谁能说自己的医院分配公平？

一位院长站起来说：我们医院分配公平！

我问：为什么？

院长回答：我们的方案制定出来后，先让群众讨论，再领导层讨论，反复几次，最后职代会通过。

很多学员不理解：这也叫公平？

接着我给大家讲了一个典故：

两兄弟分遗产，如何分配才能让他们都满意？即使让最高法院来判，也难免不满意。

结果是：让老大来分割，老二选，谁也没意见了。

老大有意见？是自己分割的，只能怪自己；老二有意见？是自己选择的。

这位院长之所以敢说他们医院分配公平，是他明白了“公平”的含义，就是让员工参与分配的过程，过程比结果更重要。

分配的过程透明是公平性的重要标志之一。过程透明不是把医院各个科室、部门、人员的分配方法、结果公开，而是指分配者与被分配者对分配方法、操作过程都清楚，一旦分配方法确定，双方都要遵守约定。过程透明的作用对分配者而言，可以让员工按分配者意图完成职责，对被分配者而言，可以明确自己努力的方向和保障合法权益。目前公立医院经常出现科室绩效工资核算、分配不透明的情况，管理者为了“平衡”而对科室绩效工资随意增减。要想做到过程透明，绩效工资分配方案就必须科学、合理，这是目前公立医院绩效工资分配的难点。

第三是分配结果可控。

“结果可控”指的是将分配结果控制在设计范围内，这包含三方面内容：一是总量可控。公立医院人力成本主要是岗位工资和津补贴、绩效工资、福利，岗位工资和津补贴、福利基本上按政府规定执行，需要控制的是绩效工资总量，有些地方政府对公立医院有绩效工资控制标准，比如某市卫生局要求辖区内公立医院员工绩效工资总量控制在医院医疗收入的20%以内，也有卫生局要求公立医院绩效工资不超过医院收支结余的60%。即使没有要求的医院，同样要按财务制度、行业一般规律和社会平衡指标控制绩效工资总量。二是控制医院不同群体之间的差距排序。没有差距不能调动贡献大的人的积极性，也不能鞭策懒人，但差距过大则不利于调动大多数人的积极性和员工之间的和谐，因此控制差距和群体排序是保证分配合理的必要手段。三是控制不同差距中的群体量。杰克·韦尔奇提出了一个“2、7、1”原则，即20%的人多拿一点，70%的人差不多，10%的人少一点，他认为这个比例最为稳妥。

第四是按岗定酬、绩优薪优。

国务院办公厅、卫生部在布置公立医院改革试点医院2011年的工作任务中，明确要求实行岗位绩效工资制度，做到多劳多得、优绩优酬。按岗定酬需要分析不同岗位的技术因素、风险因素、价值因素，设置不同的分配权重，公开标准，机会均等。

按业绩分配主要体现在同类人群或基本相同的岗位之间，按不同的业绩拉开分配差距。这里指的业绩应该是经济效益和社会效益的总和。

第五是正确理解“社会效益”。

目前公立医院的分配因素中，经济效益因素占据很大的比重，主要原因是对社会效益的界定没有统一的标准，也不好测量。我们认为社会效益可以划分为两方面的范畴，一是可以测量的内容，如工作数量，当某服务项目没有或者很少服务对象时，其社会效益就缺乏。儿科在许多综合性公立医院中虽然经济效益较差，但病人多、医务人员工作辛苦，我们可以理解为社会效益明显。因此公立医院的服务量可以理解为社会效益的主要体现。二是不容易测量的内容，比如帮扶下级医院、为基层医院培养人才、平抑医疗费用、参加突发公共卫生事件的处置等，这些内容一般不是经常性工作，在参与经常性绩效工资分配中不容易量化和比较，对这些内容的分配可以实行单项目分配或作为考核指标要求。

在公立医院还有一些科室或专业是必须存在的，但是既没有经济效益又缺乏工作量，这样的科室在分配时往往以“社会效益”为借口获取绩效工资，其实仅仅是医院的功能需要，没有工作量就没有社会效益，只能按功能需要保证岗位工资和规定的绩效工资。

“开单提成”可以吗?

所有公立医院对“开单提成”皆避而不谈，因为卫生主管部门不允许医院这样做。但事实上仍有许多公立医院在暗中使用“开单提成”的方法。

为什么不允许公立医院“开单提成”？因为它容易引起过度医疗，使老百姓的医疗费用快速增长。

但是，政府又主张医务人员的待遇“与服务数量挂钩”，这可以理解为变相与经济收入挂钩，因为我们目前的收费方式是按项目收费，多做一个项目就多收一个项目的费用，医生就多一份收入，一样会刺激“过度”医疗。

我们应该客观地分析“开单提成”。

“开单提成”的本质是计件工资，计件工资是目前企业最流行的计酬方式，最具激励作用，也最能体现“多劳多得”的分配原则。因此，“开单提成”本身并没有错，不应一概否认。

任何一种激励措施使用不当都会产生副作用，就像抗生素的滥用，三线抗生素效果好，但是滥用会导致耐药和二重感染。计件工资在医院也可以使用，但使用不当会产生过度医疗的副作用。

比如，医院为了提高大型设备的使用效率，奖励开CT申请单的医生（这是真正意义的“开单提成”），就会导致过度检查；但若将这种奖励用于CT室的工作人员，则不但不会出现过度检查，还会调动医务人员积极性，提高效率、减少等候时间。

门诊医生过去不愿意多看病人，每天限制挂号，病人排队一等好几天。但把诊金提成奖励给医生，则医生会主动提高效率，缩短病人等候时间。

使用“计件工资”时需要再注意两点：

第一是选择适用范围。凡是会刺激过度医疗的不能用，能调动积极性、提高效率的才可以用。

第二是注意副作用。有激励就要有约束，追求效率的同时要保证质量，不能以牺牲质量为代价。这就需要同时预计可能发生的问题，制定解决的办法。比如，医生按床日计奖励，同时就要有控制住院日的约束；B超室按检查人次计算个人绩效工资，同时就要有质量和服务的要求。

医生可以比科主任拿得多吗?

这个问题在医院有不同的看法。

许多科主任认为，同一科室中医生的绩效工资不能高过主任。同样的观点，护士的绩效工资不能超过护士长，主治医师的绩效工资不能超过主任医师。

有些院长也这么认为。

为什么不能超过？就因为你职务高、职称高？

这不符合“优绩优酬”的原则。

科主任、护士长、高级职称的医师，他们的工作职责比医生、护士、下级医生要重要，设计时应根据不同职责给予不同待遇，这很合理。但这是指科主任比医生群体高，护士长比护士群体高，并不排除某一位医生的个人业绩非常突出，收入甚至超过主任的情况。如果主任的绩效工资比整个医生群体都要少，这是设计方法问题；如果个别医生或护士超过了主任、护士长，只要是按业绩和贡献分配，是合理的，就应该允许。

科主任拿科室平均绩效工资合适吗?

某医院放射科主任告诉我，他为了顺利开展工作，为了科室“和谐”，绩效工资所有人员平均分配，他也一样拿平均绩效工资。

我说他不负责任。

科主任有自己的责任，付给科主任的报酬表明需要他承担相应的责任。如果该你的报酬不拿，你就可以回避责任。

如果科主任只拿平均绩效工资，意味着科室里没有人能拿到更多的绩效工资，因为员工会想：我怎么能超过主任呢?

做得好的员工与做得不好的员工，业绩好的员工与业绩不好的员工都拿一样的绩效工资，这才是真正的不和谐、不公平。

为什么医生不想管病床了？

医院门诊大楼要改造，没有多余的空间，为了不影响门诊量，医院鼓励病房医生接诊门诊病人，把6元钱的诊金全部给出诊医生。这样医院门诊人次基本没有减少，病人虽有些不方便，但是对医生的服务还算满意。

一个月后，有医生不再热心管理住院病人了，只想利用各种时间和机会看门诊病人。原来他一个月的诊金收入有6000元。

医院不会因此取消这个规定，但是这种情况影响了病房工作，最主要的是科室其他医生有意见。

这是分配设计中常见的一个问题。

我们设计一种激励政策时，一定要测算可能出现的最大值，也就是说一个医生一个月能完成多少工作量？个人收入最多是多少？以确定将激励程度控制在什么范围。激励不够不能达到医院的目的，激励太强会削弱其他激励措施，影响其他工作。当一个医生在病房工作的绩效工资明显低于接诊门诊病人时，他的注意力一定会转向收入高的目标。

医院鼓励病房医生看门诊病人的目的，主要是希望他们“兼职”，利用空闲时间或加班完成，并不是让他们放弃自己的主业，因此接诊门诊病人的收入一定不能超过病房工作的报酬。

这家医院的问题可以这样来解决：科室鼓励病房医生接诊门诊病人，医院分配的收入奖励给科室进行二次分配，每个接诊医生可按接诊人次提取一定比例的奖金（如30%～60%，但要先计算个人最大量，不要超过病房工作绩效工资的50%），剩下的由科室统一分配给其他医生或作为科室奖励基金。

外科提取比例为什么比内科低?

为某医院调整绩效工资提取比例，经测算外科23%，内科25%。讨论时外科主任提出不同看法：外科工作辛苦，手术风险大，贡献也大，为什么比内科提取比例还要低?

这其实也是一个公平问题，即起点公平。

外科工作辛苦、风险大，创造的收益也多，分配时理应倾斜，但这必须是在同等付出的前提下。如果外科和内科在收治同等量病人、劳动强度基本相当的情况下，设计绩效比例时应该让外科略高于内科，这里指的是核算结果，而不是核算方法和过程。

内科的治疗手段主要是药物，外科的治疗手段主要是手术，大多数公立医院在科室核算时药品收入不计入科室收入，这就意味着内科主要治疗手段带来的收入不能算他们的；而外科的主要收入来源于手术及治疗费用，相当部分都可以计入外科收入，如果采用同样的提取比例显然对内科就不公平了。因此，在提取比例上，内科应高于外科。事实证明，即便按这样的差别比例，计算出来的结果还是外科的绩效工资高于内科。

药品、高值耗材该不该算收益？

一家民营专科医院经过数年的发展，从一级医院发展到三级医院规模。2011年，他们借鉴公立医院全成本核算的方法对科室进行成本管理。

因为药品和高值耗材不计入科室核算收入，结果科室收入大幅减少，医生不用钢板了，需要做的手术也不做了，部分骨干开始不稳定，甚至有人离开了医院。

医院“老板”着急了，请我们帮忙解决问题。

我们分析了该院与公立医院的运营差别。

特点一：医院的整体收费水平明显低于公立医院，同样病种出院的总费用仅为公立医院的70%，因而吸引了许多病人。其中药品比例低于30%，高值耗材收费仅为公立医院的50%。

特点二：医院采购价格明显低于公立医院的招标采购价。如钢板价格2800元购进，收费4800元，而公立医院是1万元购进，收费10300元；药品售价与公立医院一样，而利润超过40%，公立医院的利润只有13%。

特点三：部分卫生材料加成后收费，如绷带、输液器等，而公立医院是不能收费的。

综上所述，公立医院的运行成本明显高于该民营医院。因此，药品、高值耗材可否算科室收入也应区别对待。

公立医院药品流通中的“灰色”成本导致药占比高，医院利润不足以承担药剂人员和医院内部流通成本，因此医院不能鼓励科室多开药，所以药品收入不能计入科室核算收入。高值耗材在公立医院基本没有利润，也不能算科室核算收入。

而民营医院药品、高值耗材在流通过程中“灰色”成本少，医院获利较高，在控制医疗总费用的前提下，计算为科室收入，对个人和医院都是有益的。

要不要设风险系数?

医院在设计绩效工资方案时会遇到一个问题，要不要设风险系数?这个问题多数是由外科提出来的，内科系统的儿科、心脏介入等科室也会有类似要求。

我们首先要弄明白，什么是风险?

风险是在医疗过程中，即便对可能出现的问题进行了预防，但仍可能发生的预料之外的情况，其结果会增加病人痛苦、延长病期、增加费用，严重的发生器官功能丧失甚至生命丧失。

医疗行业肯定存在风险，不同专业或采取不同措施所带来的风险也不一样。比如有创诊断手段比无创诊断风险大，有创治疗手段比无创治疗风险大。

风险的后果一般由两方面来承担，一是病人，发生风险病人要承担费用、痛苦、疾病加重、功能损失，甚至丧失生命，这与医务人员的分配风险系数并没有关联；另一个是医务人员，对病人发生意外后产生的结果要承担风险。如果医务人员需要承担后果，就有风险，如果不需要，也可以认为没有风险。

在美国，普遍认为产科医生风险最大，为什么?因为美国发生过产科事故赔偿超过2000万美元的天价案例。因此，产科医生个人交给保险公司的保费也远高于外科医生，因为美国的医疗赔偿不是由医院负担，而是由责任医生赔偿。

我们国家对医疗事故和医疗意外的赔偿大多由医院承担，个人承担的部分很少，因此可以认为病人风险的后果主要由医院承担，个人风险远不如医院大。

因此，我们主张在设计绩效工资方案时要考虑外科的辛苦程度，而不是更多地考虑风险系数。

为什么科主任、护士长的绩效不能与员工混为一谈？

大多数医院科主任、护士长的绩效工资是由医院制定标准，在科室绩效工资总量里与员工一起支付。

这有什么不好呢？

有的科主任、护士长在分配时首先保证自己，甚至超过医院规定的标准，再考虑员工；有的科主任、护士长为了便于管理，自降标准；科室员工休假产生的空额，有的科主任、护士长参与分享，有的不参与。

不管科主任、护士长怎么做，员工都会认为分配有失公平，因为他们自己的利益与员工的利益在一起。还有员工认为，他们不上具体班，科室的绩效工资是员工挣回来的，他们拿了员工的钱。

科主任、护士长的绩效工资应该由医院直接支付。

科主任、护士长是医院委派他们管理科室的，医院根据他们的工作情况、科室业绩支付相应的薪酬，不与员工薪酬发生直接关联，不会引起员工的意见，不会影响科主任、护士长对员工的管理和绩效工资分配，这是他们公平操作的前提。

护士长为什么都想去消化科?

院长每次行政查房，到神经内科时护士长就抱怨，太忙太累，绩效工资太少。

原来该院的神经内科是医院最忙的科室，病人多是瘫痪、昏迷、气管切开的，护理任务繁重。但是该科护士、护士长的收入并不是医院最高的，最高收入的是消化内科。

消化内科病人没有神经内科多，也没有神经内科病人重，多是二、三级护理，但是消化内科有胃镜、肠镜，全院需要做这两项检查的病人都在他们科室做，收入都计算在他们科室，绩效工资自然很高。

院长说，不单是神经内科的护士长想换岗位，所有护士长都想去消化内科。

问题出在分配方法的缺陷上。

内镜检查是全院性“市场”，收入却计算在消化内科，这是医院机构设置和收入划分的不合理，让消化内科得了“便宜”。如果计算绩效工资比例时和其他科室一样，就更不合理了，因为“设备”的收入提取比例显然应低于临床人力劳动收入的比例。

护士的绩效工资应主要与她们的护理工作量、技术难度和辛苦程度挂钩，但绩效工资的多少往往与科室收入相关联，一般情况下，工作量大、危重病人多的科室收入也会多，绩效工资相应也会多。只有少数特殊科室会出现异常，如儿科，工作量大、辛苦，收入却不高；设备、仪器较多的临床科室，不一定辛苦，但是收入不少，眼科就属于这一类。针对这些特殊科室在制定分配比例时应区别对待。

解决问题还是要从两方面入手。

一是调整消化内科的分配比例。将科室收入分别对待，内镜检查收入的分配比例参照医技检查科室的比例设计，科室其他收入按一般内科比例执行。

二是改变护士长的分配办法。确定全部护士长的绩效工资总额，由护理部根据各科室的护理工作量、护理质量、技术难度等要素量化得分，再做分配，这样就把护士长的工作职责与收入直接关联起来，避免科室经济收入直接影响护士长收入的情况发生。

晚夜班费为什么不能“打包”进绩效工资？

某医院设计绩效工资方案时，院长希望把晚夜班费一起“打包”放进绩效工资总额里，让科室自行分配。理由之一是各科室月底造表领取晚夜班费，没办法核实和管理；理由之二是大家抱怨晚夜班费太低，政策上又不能提高，打包后可由各科室自己确定晚夜班费。

与这种做法相似的是，有的医院员工固定工资比较高，绩效工资量比较少，院长为了加大激励力度，把固定工资中的一部分放进绩效工资里发放。

笔者并不主张这样做。

在激励理论中有一个双因素理论，即保健因素和激励因素。

保健因素又称维持因素、权力因素，它的激励作用很弱，但有预防性，能保持人的积极性，维持工作现状，这些因素包括组织的工资水平、政策、工作环境、福利和安全等，可以防止员工对工作产生不满。我们的固定工资就属于保健因素。

激励因素是影响员工工作的内在因素，其本质注重工作内容本身，藉此提高效率，促进员工的取进心，激发员工做出好的表现。绩效工资就属于激励因素。

双因素都能调动员工积极性，但程度不同、角度不同。调动员工积极性，首先要注意保健因素，避免员工产生不满，但更重要的是利用好激励因素，激发员工热情，创造一流业绩。

激励因素必须与科室和个人的业绩挂钩，才能调动员工积极性，否则再多的保健因素（固定工资）也无法调动员工积极性。

保健因素给足了，员工并不会产生更高的积极性，因为他们认为这是应该给的；而减少了则会令员工不满。保健因素不保证，再多的激励因素作用也不明显。因此，只有在保证保健因素的基础上，激励因素才能发挥作用。

我们过去给职工的待遇，不管内容如何，只要是按月发给职工的，如固定工资、晚夜班费等，都是保健因素。如果把这些保健因素转为激励因素，不仅达不到激励作用，还会引起员工的不满情绪。

在实际操作过程中，有一种情况是比较难处理的，就是上级政策规定的加薪，到底把它们作为保健因素还是激励因素？正常的工资调档增级，这些是必须加在固定工资中，作为保健因素的，包括生活补贴、福利等。要求考核的增资部分、绩效工资等，应作为激励因素与业绩挂钩，尽可能不要把这部分变成保健因素。

如何让绩效工资排名最后的科室接受分配?

经过一个月的调研、设计，我们完成了一家三甲医院的绩效工资方案设计，很快就要实施了。同时，我们也做好了应对矛盾的准备。

绩效工资分配咨询是所有咨询工作中最难的，因为不只是做一个理论上合理、公平、完美的方案，更重要的是推行，而且不能有半点折扣。“钱”对每个人而言都非常敏感，绝不含糊。

与老方案相比，新方案的测算结果更为合理，多的、少的都与业绩相关，大家都清楚绩效工资是如何产生和计算的，而且所有人的绩效工资都增长了，只是增长的幅度不一。总而言之，达到了最初的设计要求。

尽管如此，我们还是接到了医院财务科长的“求助”电话。

他说，遇到的问题通过解释都一一解决，剩下最后一个难题解决不了，只好“求救”了。

原来是临床科室中绩效工资量排名最后的科主任不肯领钱，无论如何解释都没用，他坚持一个理由：老方案时他们科室每次都排名倒数第二，本就觉得不合理，现在寄希望于新方案，结果新方案不但没有解决老问题，排名反而变成倒数第一了，他想不通。

既然有差距，就有排名，有排名就有最后一名，谁该是最后一名呢?

我请财务科长做两项工作，一是根据绩效考核方案，把所有临床科室的业绩，如出院人次、业务收入、资产产值、成本控制、医疗质量等指标量化评分后排序，看看这个科室排序是否倒数第一，如果不是倒数第一，就是方案设计问题，需要调整，如果是倒数第一，那么方案就没有问题；二是比照一下该科室与去年同期同等业绩时，绩效工资是否变化。

财务科长做完这两项工作后告诉我结果：这个科室业绩排名最后，绩效工资与去年同期同业绩相比有所增加。我说，你把这个结果给主任看，同时汇报给院长，让院长了解真实情况，必要时让院长做工作。

后来，科长给我电话说，一切顺利。

手术室与外科分配如何平衡?

外科医生去手术室做手术，手术费的归属问题是核算过程中常见的矛盾。

外科医生认为手术主要体现的是医生的价值，手术费应该主要归临床科室，手术室则认为各项成本都由手术室承担，理应归手术室。医院只好把手术费按比例划分归属科室。

我们先来分析一下手术费用划归在核算过程中的意义。

科室绩效工资的多少，真正起决定作用的不是科室收入的多少，而是医院“老板”心中的标准，而这个标准的形成与医院效益、社会平衡或政府相关规定相关，有了这个标准，才决定了科室绩效工资的提取比例。如果外科绩效工资要达到某一标准，并不会因为手术费划分多少而受影响，管理者会通过调整绩效工资比例来达到他心目中的标准。比如，手术费划分给临床科室多一些，科室的绩效工资比例降一点，或者划分少一些，绩效工资比例高一点。

由于手术费数额并不高，不管怎么划分，对绩效工资的影响不会很大，只是医生的感受问题。因此，为了调动外科医生的积极性，体现外科医生的辛苦，设计划分比例时可适当地向临床科室倾斜。还有一个办法就是给外科医生“站台”费，即根据手术大小直接提取一定比例的手术费用给手术组成员。

如果手术费划分给手术室少了，影响了绩效工资，那么提高绩效工资比例就可以解决了。

手术室是医用材料使用“大户”，不能收费的材料特别多，是医院成本控制的“大户”。但是成本控制太严格，手术室就会降低服务品质，比如，手术剪不锋利了也不更换，止血钳卡不住齿了还不淘汰。

解决这个问题，可以给手术室固定的成本补贴，这种成本补贴是根据医院每年手术量需要消耗的成本计算出来的，费用由医院承担一部分，不计入科室成本，不用也不能归手术室。

据测算，每年每台手术按5～10元补贴更换常规手术器械是比较合适的选择。

Part 03 第三部分

我们这样设计薪酬

朋友的孩子学琴成绩突出，每次家长们在一起都互相交流教育孩子的体会。

一位家长问我朋友：我的孩子回家不喜欢练习，你是怎么让孩子愿意练琴的？

朋友说：每次孩子不想练了，我就说，孩子你休息一会儿，让妈妈来练。我弹得不好，孩子听了说，妈，别弹了，这么难听，还是我自己弹吧。就这样孩子把琴练好了。

这位家长说：是好办法，回去试试。

第二次家长见面后，这位家长对我朋友说：你的方法不好用。我孩子不愿意练琴，我说，孩子，让妈来练一会儿。孩子高兴地说，谢谢妈妈，拜拜！说完一溜烟儿跑了。

所有的管理模式和方法都是在实践中产生的，并且经过实践证实是可行的。尽管如此，这些模式和方法也不可能适用于所有管理活动，解决所有管理问题。不同的组织、不同的管理者使用相同的模式和方法，结果可能完全不一样。因此，当你打算使用别人创造的管理模式和方法时，你应该研究这些方法产生的背景，分析自己接受的适应性，根据需求取舍借鉴，这样才能获得最佳效果。

工资总额控制

任何一个经济组织在计算成本时，人力成本都是最主要的考量之一，人力成本的高低决定收支结果。医院也不例外。

我们这里讲的工资总额主要是指发到员工手里的钱，不包括各种社会保障、培训等支付的费用。

医院的工资总额控制，在新的财务制度中明确规定为“医院应该严格控制人员经费和管理费用”，具体控制方法由各省制定，目前为止，尚没有具体的控制办法和标准。民营医院工资总额的控制则主要考虑利润因素。

不管是什么性质的医院，工资总额的控制都需要。

工资总额怎么控制，我们需要寻求理论依据和现实经验。

新财务制度规定，公立医院要实行预算管理，要求“以收定支、收支平衡”，可以理解为医院的收入数决定支出数，“收支平衡”就是支出与收入等量。医院收支平衡，或者略有结余，这是公立医院财务管理的目标。医院支出由许多类别的成本构成，其中工资是一块，工资在成本中的比例是相对恒定的，也可以理解为工资支出占收入的比例是相对恒定的。

若要收支平衡，工资总额占收入的比例就应符合财务管理要求，这个比例就是我们要控制的标准。

如果控制工资总数，当你根据“收支平衡”的预算结果确定具体控制数额后，医院收入发生变化，就可能影响“收支平衡”的结果。比如，收入减少了，工资总额没有减少，成本相对增加，收支就不平衡了，收入增加了，工资总额没有增加，虽然成本相对降低了，但是员工没有积极性了。

这种弊端在已经实行了绩效工资的基层医院凸显出来。

过去乡镇医院靠自己挣奖金，大家看病积极，现在工资和绩效工资由政府拨付，员工做多做少都有，多做也没有增加，因此许多地方出现看病不积极、转病人倒很积极的情况。这在一些基层公共卫生服务机构也表现出来，过去下乡打预防针，根据个人的服务量发奖金，现在大家都不愿做了。

如果比例恒定，医院业务量增加、收入增加比例不变，绩效工资数量也是增加的，这样医务人员做得多，绩效工资也拿得多，才能真正调动医务人员积极性。

因此，我们把比例控制在收支平衡之内就能够达到“控制工资”的目的。

具体的比例和数额因医院规模、所在地域的经济水平、医院运营效益、人员多少而不一样。

到底多少比例合适？

不能设计一个固定比例用于所有医院，但是会有一些规律可循。

根据我们对全国多家医院咨询的经验，即使收支平衡，“工资总额”所占比例也各不相同。

一级医院高于二级医院，二级医院高于三级医院；

综合医院高于专科医院；

公立医院高于民营医院；

不发达地区医院高于发达地区医院。

民营医院在20%左右，个别在17%～18%，很少超过25%的。

二级医院在25%～30%之间，很少低于25%，个别超过35%的，政府补贴多，基本可以保持平衡。

三级医院在22%～25%之间居多，也有达28%的，很少有达30%的。

人均业务收入在10万～15万元之间，工资总额比例多在30%左右，低于这个比例，员工收入低，高于这个比例，收支难以平衡，除非政府补贴到位。

因此，一所公立医院，如果没有政府补贴，员工人均产值20万元左右，可以说刚刚“脱贫”；25万元左右，可以有结余，医院能办点事；30万元左右算是“小康”；如果达到35万元，医院需要多一些开支用于提高对病人的服务品质；40万元以上，应该主动为政府承担公益责任。

卫生部副部长马晓伟近期在一次公开会议上讲，在“十二五”期间，要提高医务人员收入水平，争取人员经费突破成本的40%。这对医务人员来说是一件好事，但是按目前的收入结构公立医院是不可能做到的，这需要医院调整收入结构，还需要政府调整物价结构。

工资形式与支付方式

工资是用来体现劳动价值的，是用来交换劳动、创造、思想等内容的形式，交换不同的内容，要用不同的工资形式及支付方式。

医院的工作、岗位、人群的构成是复杂多样的，工资的形式和支付方式也应该是多样的，但不应该是复杂的。

目前医院的工资形式有多种，包括基本工资、岗位工资、奖励工资、绩效工资、浮动工资、加班工资、津贴、补贴、工龄工资、各种福利等。各个医院也会根据自己对人才价值取向的不同而设计一些工资形式。

国家事业单位往往遵循国家人事部门统一的薪酬体系，或根据单位性质、职能不同而补充或增加工资的内容。大多数国有医院除了采用国家工资体系外，还增加了奖金或绩效工资、职称职务津贴等，有的还设有计件式的提成。民营医院使用年薪、计件工资的形式多于公立医院。

（一）基本工资：基本工资往往是员工比较稳定的部分，包括基础工资、工龄工资、各种固定补贴等。事业单位通常指的是档案工资。此项工资能够保障员工的基本生活所需，它与员工的工作岗位、工作年限及单位性质有关，与员工个人工作效率无直接关系。基本工资在整个薪酬构成中所占的比重与单位的效益有关。公务员系列以此项工资为主，效益好的公立医院基本工资占薪酬比例在50%以下，效益差的则连基本工资都不能完全保证。

（二）岗位工资：岗位工资是指单位或企业为每个不同的岗位设定的基础工资，在企业中岗位不同，岗位工资就不同，以职务设定的工资也属岗位工资，事业单位多数职务设定了不同的工资级别，在同一岗位或同一职务的工资级别中又根据个人的年资等因素设有不同的档差。以职称定工资级别属岗位工资的范畴，医院大多数员工的岗位工资是职称工资系列。岗位工资是薪酬组成的基本部分，也是计算其他薪酬的基础。

（三）年资：年资是根据工作年限的长短而计付的工资，其作用在于鼓励员工长期在单位或企业中工作，减少员工的流动。年资一方面可以补偿员工长期工作的收入，同时还可以减少人力资源流动所带来的损失。医院的年资往往通过两方面体现，一是工龄工资，按每年工龄计算固定的金额，但额度较小，二是定期晋升所增加的档案工资。

（四）涨幅工资：涨幅工资是根据企业经营业绩而计付的变动工资。涨幅工资在一些企业的薪酬构成中存在。涨幅工资将员工的基本收入与企业的经营业绩联系在一起，其作用在于激励员工并让其产生一定的危机感。

涨幅工资受企业过往经营业绩及未来经营业绩的

影响，一般每年调整一次，涨幅工资可以为正工资，也可以为负工资。

国家公务员系列、大多数事业单位没有涨幅工资，部分具有经营性质的事业单位设有涨幅工资，以年度或月度效益增长幅度核定涨幅工资，以激励员工创造更高的效益增长率。

（五）绩效工资：绩效工资是根据员工或部门的业绩而计付的工资。往往对员工个人或部门有任务指标的要求，并根据任务完成情况计付除基本工资（或岗位工资）以外的工资，可以是按月计或按季、按年计付。绩效工资是根据科学的绩效考核系统计算出来的，其作用在于鼓励员工（或部门）不断提升工作效率和工作质量。医院的绩效工资往往按月或按季根据核算单位效益情况经过考核计发。也称为奖金。

奖金与绩效工资的差别在于：奖金是根据单位或员工在某一项工作中所做出的突出成绩或在规定工作中超额完成工作任务所给予的奖励，可以是事先预定的，也可以事后给予，可以针对突出的经济效益，也可以针对突出的社会效益。绩效工资则只能是事先约定的内容及考核办法，事后按约定进行考核计发的，通常以经济效益为主。奖金可以事先约定，也可以事后决定，可以设为固定的薪酬内容，也可以临时给予，因此奖金比绩效工资更具灵活性。

（六）加班工资：加班工资是为员工超过规定的劳动时间或在法定节假日和公休日上班所付的工资。加班工资额度一般由单位或企业自定，或根据劳动法的标准核定。可以是固定额度或计时额度。加班工资也可以算作绩效工资的内容。

（七）津贴：津贴是作为员工基本工资补充的一系列费用或实物的总和。津贴起到其他工资不能支付的特殊作用。如对工作条件恶劣或对员工身体健康有损害的补偿，或员工执行国家规定做出的必要牺牲的补偿，包括特殊工种津贴、高温津贴、电话补贴、交通补贴、计划生育补贴、出差补贴、住房补贴、野外工作补贴等等。

（八）年薪：见本书第二部分《医院什么岗位适合年薪制》。

（九）福利：福利是根据国家及单位的需要而设计的对基本工资补充的一系列措施或实物的总和。福利分强制性和非强制性两种。强制性福利是指由于国家颁布了相关强制性的法律法规而要求单位或企业执行的福利项目。比如养老保险、失业保险、医疗保险、工伤保险、带薪休假等。非强制性福利是指单位或企业根据单位或企业效益，在不违背国家有关规定的前提下自行设计的，如补充养老保险、人身意外保险、旅游、免费工作餐、住房、发放种种生活物质等。非强制性福利对单位或企业来说更具有社会竞争性。

工资的支付方式也有讲究。

根据人的需求，可以把工资的用途分为基本需求工资、改善工资和支付高层次需求的工资。满足基本生活必须的工资为需求工资，用于柴米油盐、房租水电、衣服等。用于改善生活条件的工资为改善工资，如购车买房等。生活达到一定层次后需要满足其他需求，如旅游、接受教育、投资等，为高层次需求工资。对一般员工而言，基本需求工资应该按月发放，改善性工资需要通过努力创造出更多业绩才发放，也可以按月发放，高层次需求工资可以按年度发放。

以上是从需求角度分析，在实际运用时基本可分为岗位工资和绩效工资两部分，岗位工资按月发放，绩效工资按月或者部分按月、部分按年度发放，只是不同的职位、岗位数量不同。

工资一般都是现金支付，但是年薪可以有不同形式，比如现金、开支、股份、实物等。

股份制医院对高层或骨干不主张全部用现金支付，股份对稳定人才、落实责任是有效的工资形式。

年薪可以是1/3现金、1/3开支（用于个人相关开支，如支付私车开支、招待费用等）、1/3股份，也可以1/2或者2/3现金，其余的用其他形式。各医院可根据自身特点设计最适合自己的支付方式。

岗位工资与绩效工资

公立医院改革试点指导意见中，要求公立医院实行岗位工资与绩效工资为主要内容的分配办法。什么是岗位工资？现阶段多数人理解为是目前实行的国家事业单位的工资体系，其实目前我们实行的事业单位工资体系并非岗位工资。从字面理解，岗位工资应该是对岗位而言，不是对人而言，目前实行的国家事业单位工资体系实际上是对人而言，不是对岗位。

一个事业单位的职工，他的工资是根据他的学历、职称、工龄来确定的，而不是根据他的岗位，工资一旦确定，不会随岗位的变化而改变，真正的岗位工资应该做到不同的岗位因其重要性不同而不同，做到岗变薪变。

医院是一个复杂的系统，有不同的专业，相同的专业又有不同的岗位，真正做到按岗定酬还需要体制上的变革。以下是设计岗位工资的思路。

岗位工资的构成：岗位工资由三部分构成，一是基础工资，根据专业特点设计，医院可以分为医生、护士、医技检查、财务、工勤和管理等专业类别，每一类别又可以根据细分专业的不同有所区别；二是年资，代表在这个专业或岗位工作的资历，从一定程度上说是经验工资，如工龄工资、院龄工资、护龄工资等；三是能力工资，一个人的能力用什么指标来衡量，是一件复杂的事情，目前没有一个好的办法，可以用社会基本认可的“职称”来代替能力指标，一般认为职称高低可以代表他的能力高低，因此能力工资也可以认为是职称工资。

在医院各个岗位中，如果按重要性、贡献率、风险性、可替代性等因素来分析和排队，依次排列为医院高层管理、医生、一般管理岗位、护士、医技、工勤，因此各个专业的岗位工资都要有差别，相互之间的差距多少合理？最高与最低应差多少？没有一个统一的标准，但是两个岗位之间要想具有竞争性，差别就要在10%以上。各医院根据自身的运行机制、员工承受力、政策支持力度以及当地社会经济发展程度寻求一个适当的差距。

下表是某岗位工资设计案例。

基础工资（以下年度为工作年限）　单位：元

	学历	1年	2年	3年	4年	5年	6年	7年	8年	9年	10年	11-15年	16-20年	21年以上
临床医生类	博士	900	920	940	960	980	1000	1020	1040	1060	1080	1100	1200	1300
	硕士	850	870	890	910	930	950	970	990	1010	1030	1050	1150	1250
	本科	800	820	840	860	880	900	920	940	960	980	1000	1100	1200
非临床医生类	博士	850	870	890	910	930	950	970	990	1010	1030	1050	1150	1250
	硕士	800	820	840	860	880	900	920	940	960	980	1000	1100	1200
	本科	750	770	790	810	830	850	870	890	910	930	950	1050	1150
技师类	博士	800	820	840	860	880	900	920	940	960	980	1000	1100	1200
	硕士	700	720	740	760	780	800	820	840	860	880	900	1000	1100
	本科	600	620	640	660	680	700	720	740	760	780	800	900	1000
	专科	500	520	540	560	580	600	620	640	660	680	700	800	900

接上表

护理类	硕士	750	770	790	810	830	850	870	890	910	930	950		
	本科	650	670	690	710	730	750	770	790	810	830	850		
	专科	550	570	590	610	630	650	670	690	710	730	750		
	中专	500	520	540	560	580	600	620	640	660	680	700		
无职称类		400	420	440	460	480	500	520	540	560	580	600	700	800
干事	硕士	900	920	940	960	980	1000	1020	1040	1060	1080	1100	1200	1300
	本科	800	820	840	860	880	900	920	940	960	980	1000	1100	1200
	专科	700	720	740	760	780	800	820	840	860	880	900	1000	1100
	中专	600	620	640	660	680	700	720	740	760	780	800	900	1000
办事员	本科	750	770	790	810	830	850	870	890	910	930	950	1050	1150
	专科	650	670	690	710	730	750	770	790	810	830	850	950	1050
	中专	550	570	590	610	630	650	670	690	710	730	750	850	950
工勤人员	本科	600	620	640	660	680	700	720	740	760	780	800	900	1000
	大专	550	570	590	610	630	650	670	690	710	730	750	850	950
	中专	500	520	540	560	580	600	620	640	660	680	700	800	900
	高中以下	450	470	490	510	530	550	570	590	610	630	650	750	850
支持类人员	本科	600	620	640	660	680	700	720	740	760	780	800	900	1000
	专科	500	520	540	560	580	600	620	640	660	680	700	800	900
	中专	400	420	440	460	480	500	520	540	560	580	600	700	800

注：**职称津贴**

临床医生类：正高1200元(教授加200元)、副高800元(副教授加100元)、中级400元

非临床医生类：正高1000元、副高700元、中级400元

技师类、护理类、管理类干事、非管理类办事员：正高800元、副高600元、中级400元

非管理类工勤人员：工勤技师200元、高级工100元

其他补贴：护龄津贴（临床5元/年、非临床2元/年）、工龄津贴（10元/年）、院龄津贴（8元/年）

该案例是某三甲医院实行的岗位工资设计方案，该方案在设计理念上参照了市场经济的某些规律，并结合发达国家医院和国内民营医院的一些做法而综合形成，尽管个别理念不符合国家事业单位工资体系的要求，但可以从不同角度和视野来看待，各取所需。

方案特点一：所有岗位的基础工资在450元～1300元范围之内，以维持家庭1～3人的“吃饭”所需。不同岗位不一样，不同年资不一样，不同起点（学历）不一样，相同学历在不同岗位也不一样。

增长期限是前十年每年都增长，十年后每五年增长，符合人才成长规律，即年轻时每年进步明显，每年增资，以后进步速度下降，增资速度也下降，到了一定时期基本上没有进步了，就停止增资。基础工资不增长了并不代表其他内容不增，还有年资的增长，职称工资的增加。

方案特点二：年资包括工龄工资和院龄工资，这两项都代表资历，资历长在这两项上体现出来。其中院龄强调在本单位所做的贡献。护龄与国家对护士的特别补贴有关，但是高于国家的护龄工资，更强调对临床一线的重视，所以临床与非临床有区别。

方案特点三：职称工资的实质就是能力工资，目前社会公认的能力标准就是技术职称。根据医院的特点，相同职称不同岗位的职称工资是不一样，倾斜于临床医生，因此医生的职称工资是最高的，这也体现岗位的区别。

岗位工资发放与是否履行职责有关，与贡献大小关系不大。

贡献大小、创造更好的业绩主要用绩效工资来体现。

“绩效工资”最早在企业实行，1996年后事业单位分配制度改革的相关文件提出了这个概念。公立医院最早实施的绩效工资叫“奖金”、“结余奖”或者“劳务费”。2006年公务员工资制度改革，公务员在原有档案工资的基础上增加和规范了“津补贴”，而事业单位就增加了“绩效工资”，但当时并没有实施。2008年后，国家先后在公共卫生机构（疾控中心、妇幼保健院等）、乡镇卫生院实行绩效工资制度，实行单位由地方财政补偿支付，额度参照当地公务员水平。而公立医院的“绩效工资”至今国家仍没有明确规定。

事实上，这样的“绩效工资”并非真正意义上的绩效工资，一是数量固定，相当部分随固定工资按月发放，与业绩关联不大；二是没有有效的考核办法，激励作用不强，导致一些单位实行绩效工资后积极性反而下降。

真正意义上的绩效工资是指个人或团队在履行职责的基础上创造了更好的业绩所给予的报酬，包括增加了效益、提高了效率、延长了工作时间、超额完成规定的任务、新的发明创造、取得科研成果或某方面取得突出成绩等。广义上包括了我们所说的绩效工资、奖金、加班工资、计件工资等。

绩效工资的分配依据是可量化的业绩，有些工作任务本身没有数量标准的，应先行量化。

绩效工资分配应事先制定规矩，个人或团队之间业绩不同，分配数量也不同，就是说要有差距。

绩效工资是调动积极性的最主要的激励手段，也最容易引起员工“不公平”的感受。因此，绩效工资的产生方法、分配方案要科学、合理、透明。

绩效工资的产生方法

在经济实体中，绩效工资是伴随着业绩（效益）增长，管理者根据财务核算结果而产生的。但是在公立医院，行政部门因为担心医疗费用上涨，不主张绩效工资直接与业务收入挂钩。其实这是一个不切实际的想法，不符合市场经济规律。

我们要明白两个核心问题。

一是我们所做的大部分事情最广泛和客观的评价指标是什么？是经济数据。

二是对贡献者运用最广泛、效果最好的奖励是什么？是钱。

当然，这样会带来一些副作用，但我们可以通过运用一些约束制度和措施来预防和解决。

就像医生治疗感染性疾病一样，可以用中药扶正，也可以用物理疗法，但是最有效和应用最广泛的是抗生素。抗生素有副作用，比如二重感染、损害肝肾功能、产生耐药性等等，但是我们可以通过合理选用、限制使用时间、增加辅助用药等措施来解决。

因此，绩效工资的产生一定是以收入为依据的。

这也符合2012年实施的新财务制度。

新财务制度规定，医院要实现预算管理，原则是

“以收定支”、“收支平衡”，“收支结余按规定使用”，“超过部分上缴财政”。这些规定表达了两方面的意思，一是收支结余不能用来发绩效工资，那么绩效工资应该计入成本；二是医院所有成本与收入形成比例关系，只要支出与收入一致，就符合“平衡”的原则。

绩效工资与其他成本一样，也与收入形成比例关系，那么绩效工资占收入的比例如何确定？多少合适？

确定的原则有两个。

第一个原则是，不管绩效工资是多少比例，总成本不能超过收入。

第二个原则是，不管原来收支是否平衡，绩效工资总量不能比过去少。

首次确定绩效工资比例的方法有三个依据，一是过去绩效工资总量是多少，这个总量占现在预算收入的比例就可以算出来了；二是在现实情况下，管理者希望分配多少绩效工资，也就是预算值，与预算收入相比，算出绩效工资比例；三是上级主管部门有没有依据和要求，按要求来办。

以上说的是从医院层面上的绩效工资总量比例的确定，真正操作是在科室核算层面上，其原理和方法与医院层面是一致的。

我们把这种绩效工资产生的方法称为“直接比例法”。

先简单介绍几个常用术语。

核算收入：计算为科室的收入，比如治疗费、床位费、护理费、诊金、手术费等等，公立医院药品收入不计入，民营医院根据药品利润确定。

固定成本：人员固定工资、设备房屋折旧等。

变动成本：随业务量变化而变化的成本，也称可控成本，如卫生材料等。

首次比例确定方法举例如下。

假如某外科去年核算收入月均30万元，员工月均绩效工资6万元（不管用什么方法核算出来），绩效工资占核算收入的比例就是20%。

如果我们用这种方法测算，会发现每个核算科室都不一样，就是同一系统的科室，比如外科系统不同的专科间，比例也不一样。这是因为过去的核算方法基本上是先成本或者全成本核算后，用收支结余计算绩效工资，各个科室成本是不一样的，因此，即使收入一样、提取绩效工资的比例一样，最后结果也不会一样。

这时，我们可以计算一个系统平均比例，如外科平均比例、内科平均比例，在统计时要排除个别特殊科室，比如儿科、妇产科、传染病科（感染科），这些科室要单列。

我们会发现，内科的比例高于外科，儿科的比例高于内科，妇产科的比例高于外科（也有例外），临床科室高于医技检查科室。

接下来的事就是调整比例到一个基本合理的标准。

一般情况下，内科系统比例要一致，外科系统比例要一致，医技检查科室要一致。

这种调整没有一个固定的依据或方法可用，完全结合个人经验、医院现状、以及前面我们讲的差距作参考，关键是要反复测算，每调整一次就要用这个比例测算，比照结果是否达到我们希望的目标。

当你要做这件事时，一个前提条件就是，一定要做增量，也就是说医院要给出一定的空间来增加绩效工资，原来拿得多的，不管合理不合理，都不要减少，除非是非常特殊的情况。原来比例低的尽可能调到设定的标准。

多年的咨询经验和手头资料告诉我们，仅增加医院收入3%左右的空间，就既能把比例调整到设计标准上，又能给员工更有效的激励。

当我们把同一系统的科室比例调整到一个标准时，有些医院可能会出现一些新情况，比如某科室可能比其他科室得到的绩效工资高许多，但他们的出院病人数量与其他科室相比并没有显著差别。再仔细研究会发现，他们绩效工资高的原因是科室拥有自己的检查设备，比如内窥镜、彩超等，而检查的病人又不单是自己科室的。这其实是一种不公平的现象，这时，我们需要调整比例，把这些特殊科室的比例降低一些。

如何降？降多少呢？

先把科室的收入划分一下。

把设备收入和科室的常规收入分开，科室常规收入按该科室所在系统的统一标准比例计算出绩效工资，设备收入按医技科室相类似的设备收入比例（也可以略高一点，不高于10%）计算绩效工资，然后两种计算方法计算出来的绩效工资加总，再与科室总核算收入比，就得出新的比例。

如某医院内科系统的绩效工资比例为25%，几个特殊科室如内分泌科有独立实验室，计算后为22%，消化内科有内窥镜，比例为23%。

用直接比例法产生绩效工资的优点有三：一是符合新财务制度的要求；二是员工绩效工资不会因为成本问题受影响，成本管理主要在科主任和护士长，应该与他们的责任挂钩，而不应该让普通员工承担责任；三是员工非常清楚，知道科室多少收入有多少绩效工资，这是公平理论中的过程透明。

当然，这只是绩效工资产生的方法，并不代表就是实际所得的绩效工资。绩效工资核算出来的仅仅是一个财务数值，还需考核、约束，否则有可能导致过分逐利的行为。

下表是某医院某科室2010年12月和2011年12月科室核算的对比数据。

先看绩效工资比例。

	2008年12月	2009年12月	增长比例
收入	347742	474559	36.47%
业务支出	50036	59847	19.61%
人均绩效	3808	5197	36.47%
人数	21	21	
人员经费占收入比例	31.70%	29.19%	
绩效工资占收入比例	23%	23%	
业务支出占收入比例	14.39%	12.61%	

该科室的绩效工资比例两个年度都是23%，当科室业务收入增长36.47%时，科室绩效工资总量也增长36.47%，绩效工资增长与业务收入增长一致，让员工非常清楚，非常透明，最有激励作用，也体现公平。

绩效工资总量与业务收入增长比例一致，并不代表员工个人的绩效工资增长也是这个幅度，这要看员工的数量有没有增加，如果人员保持一致，个人的增长也会一致。但是业务增长往往需要人员增加，但是人员增加的幅度不会与业务增长幅度一致，如果低于业务增长，员工个人绩效工资较上一年度增加。这种方法还有利于科室控制人数、提高效率。

再看人员经费比例。

2010年12月是31.7%，这是包含了固定工资和绩效工资，在业务收入增长过程中，绩效工资增长，但是固定工资增长幅度很小，只要不达到业务收入增长的36.47%的幅度，总的人员经费就下降了。

表中的业务支出比例主要是指变动成本，我们将在成本控制章节中详细论述。

科主任的薪酬设计

薪酬设计的一个重要原则就是“分类设计”。因为不同类别的群体工作性质和特点不一样，职责不一样，薪酬的形式和支付方式也不一样。

这里说的科主任是指生产业务科室的主任，不含机关职能科室的负责人。

科主任一般是医院的学科带头人，是本专业的技术骨干，承担管理责任、学科建设职责和医疗风险，大多数医院的科主任还要负责科室医疗市场的获取，科室业务量、业务收入的组织，甚至成本管理都需要科主任花费大量精力。因此，在分配上科主任是重点群体。

科主任的薪酬基本上可以概括为两种形式，一是年薪，二是岗位工资加绩效工资。不管是哪种方式，对科主任而言，在支付上一定要分为月度和年度支付两部分，这主要和他们的职责相关，因为科主任的业绩目标很多都是年度才有结果的。

首先谈谈科主任的年度薪酬（年薪或者绩效工资）总量设计。

方法一：

以学科建设、科室业务量、科室收入三个要素为依据，以员工平均收入（收入总额或者绩效工资总额）

为参照（参见第二部分《如何确定和控制“差距”》一文）。

方法二：

以科室运营指标为依据，通过工作量、业务收入、资产效率、成本控制等四项指标来确定科主任年度收入总量。

临床科室满分设计为10分。其中门诊人次2分，出院人次3分，收入2分，资产产值率2分，医疗收入成本率1分。结果最好的该项得满分，其他科室以最好的指标比较计算出得分。

医技科室8分。收入、资产产值率各3分，成本率2分。以结果最好的得该项满分，其他科室以最好的指标比较计算出得分。

下面两个表是某医院科主任年薪设计案例。根据业绩指标计分后排序，医院目标设计最好的科主任15万元，是最少科主任的1.5倍，最低的10万元，把头尾收入设计好后，中间按分数比例排序。医技科室为临床的80%量设计。

某医院医技科室主任年薪设计表

医技科室	核算收入(万)（3分）		资产产值率（3分）		变动成本率（2分）		总分	总分排名	设计年薪(万)
	量	分	量	分	量	分			
检验科	2260.35	3.00	4.3	3.00	0.374	0.26	6.26	1	12.0
B超	1624.69	2.16	1.21	0.84	0.048	2.00	5.00	2	11.0
功能科	1624.69	2.16	1.21	0.84	0.048	2.00	5.00	3	11.0
胃镜室	529.14	0.70	1.73	1.21	0.05	1.92	3.83	4	9.5
CT	1469.97	1.95	0.83	0.58	0.125	0.77	3.30	5	9.5
核医学	1126.19	1.49	1.41	0.98	0.447	0.21	2.68	6	9.0
MR	810.95	1.08	0.42	0.29	0.147	0.65	2.02	7	8.5
普放	382.4	0.51	0.35	0.24	0.256	0.38	1.13	8	8.0

某医院临床科室主任年薪总量设计表

临床科室	核算收入(万)（2分）		出院人次（3分）		门诊人次（2分）		资产产值率（2分）		变动成本率（1分）		总分	总分排名	设计年薪(万)
	量	分	量	分	量	分	量	分	量	分			
妇科	1368.5	2.00	0.30	2.14	12.43	2.00	1.57	1.19	0.08	1.00	8.33	1	15.0
产科	1039.8	1.52	0.42	3.00	4.00	0.64	2.42	1.84	0.09	0.89	7.89	2	14.6
儿科	676.0	0.99	0.32	2.30	10.72	1.73	1.77	1.35	0.13	0.62	6.99	3	13.8
神内	909.7	1.33	0.30	2.20	3.38	0.54	1.9	1.44	0.10	0.80	6.31	4	13.2
心内	624.1	0.91	0.30	2.15	2.30	0.37	2.22	1.69	0.14	0.57	5.69	5	12.6
泌外	427.5	0.62	0.28	2.01	3.27	0.53	2.13	1.62	0.31	0.26	5.04	6	12.0
呼吸	614.1	0.90	0.26	1.91	1.91	0.31	1.89	1.44	0.22	0.36	4.92	7	11.8
骨科	626.6	0.92	0.20	1.44	2.38	0.38	2.19	1.67	0.31	0.26	4.67	8	11.2
内分	439.8	0.64	0.15	1.11	3.41	0.55	1.92	1.46	0.15	0.53	4.29	9	10.8
神外	889.4	1.30	0.16	1.15	0.36	0.06	1.69	1.29	0.21	0.38	4.18	10	10.6
普外	398.5	0.58	0.19	1.40	1.96	0.32	1.97	1.50	0.27	0.30	4.10	11	10.5
肾内	354.6	0.52	0.15	1.07	1.54	0.25	2.36	1.79	0.34	0.24	3.87	12	10.3
肝胆	498.0	0.73	0.15	1.07	1.23	0.20	1.91	1.45	0.24	0.33	3.78	13	10.2
消化	305.3	0.45	0.23	1.67	3.42	0.55	1.07	0.81	0.32	0.25	3.73	14	10.2
儿外	200.5	0.29	0.11	0.83	0.08	0.01	2.63	2.00	0.16	0.50	3.63	15	10.0
脊柱	457.4	0.67	0.13	0.91	1.63	0.26	1.99	1.51	0.30	0.27	3.62	16	10.0

接下来介绍科主任岗位工资与绩效工资的设计方法。

最常用的方法就是个人档案工资为岗位工资，只设计绩效工资。

建议绩效工资由两部分构成。第一部分为科室医生平均绩效工资的倍数，如1.5、1.8、2.0等，各医院根据自己的实际情况取合适的系数。

如果只有这个部分，容易出现科主任为了个人收入高，尽可能减少人员，以提高员工的平均收入来提高自己的收入。另一个问题就是科主任的收入与员工平均绩效工资关联，与科室规模无关，可能出现一个小科室的主任比一个规模大的科主任拿得多，不利于科室规模发展。

因此，需要设计第二部分来弥补不足。

这个部分是以科室医生绩效工资总量为依据，按总量的一定比例提取。如3%、5%或其他数额比例。具体比例确定要与第一部分的系数共同考虑，依据是科主任绩效工资总量，将总量分配到这两部分。这样，科室规模大、绩效工资总量就大，科主任比例一样，多少就由规模决定。这部分绩效工资可以放在年度末支付。

不管是哪一种薪酬方式，支付形式一定要月度和年度支付两者并用。月度支付部分用于月度指标考核，年度支付部分用于年度指标考核。

科主任的设计薪酬仅仅表示科主任可以获得的理论值，实际获得多少还需要考核评价后确定。

科主任的薪酬可以根据医院特点、阶段性需求、管理目标等因素设计不同的形式，特别是在民营医院，更应该多样化。只要掌握了薪酬的内涵，就能够“随心所欲”，设计出贴身的“服装”。

另外，不管采用什么形式，科主任的薪酬都应该由医院直接支付，我们不主张将科主任的薪酬与科室分配总量混在一起。

以下分享两个真实案例。

案例一：某民营专科医院制定的科主任薪酬方案

科主任薪酬构成：基本工资+职称津贴+绩效奖励+成本控制奖罚

基本工资标准：7000元，其中5000元与工作量挂钩，2000元与工作质量挂钩。

基础工作量	骨一科	骨二科	骨三科	骨四科
基础业务量	300万	300万	310万	320万

在完成基础业务量的基础上5000元全额发放。如果没有完成基础业务量则按照完成基础业务量的比例进行发放。计算公式为：

实发工作量基础工资=5000元×科室实际业务量/基础业务量。

质量基本工资2000元，由医务管理部门制定科主任质量考核标准，每月进行考核，计算公式为：

实发质量基础工资=2000元×质量考核得分/质量考核总分。

职称津贴标准	
正高职称	2000元
副高职称	1500元
中级职称	1000元

设置学科建设年度指标，考核达到要求全额发放，不达标按量化比例扣发。

绩效奖励标准

业务增长	提取奖励比例
基础业务量内	1%
完成基础业务量后增长20%内	2%
完成基础业务量后增长20%～40%内	3%
完成基础业务量后增长40%以上	4%

成本控制奖罚标准：按照医院给定的科室业务成本比例标准，成本节余部分奖励科主任10%，超过部分扣科主任10%。

案例二：

这个案例是一家处于快速发展阶段的民营综合医院，医院在建院初为引进人才，科主任都给予固定20万元“年薪”，平均每月按时支付。发展过程中，一些科室发展好，一些科室发展缓慢，发展快的科主任不平衡，过去工作量少，轻松拿20万，现在工作量大多了，还是20万，而且发展好的科室与不好的科室都是20万，不公平。

医院要求把20万元“年薪”分成月度和年度两部分支付，并进行考核，这下遭到了所有科主任的反对，甚至扬言“走人”。为此，我们帮助医院设计了以下方案。

临床科主任薪酬构成：基础年薪+绩效工资+风险年薪

年薪内容：按现行年薪标准，分割为基础年薪和风险年薪两部分。基础年薪按月支付、风险年薪按年支付。总额增加10%放在风险年薪中。

第一年：年薪总额的80%为基础年薪，按月发放，剩下的20%及新增的10%为风险年薪，年底考核后发放；

第二年：年薪总额以上一年年薪和绩效工资之和为基数，70%为基础年薪，按月发放，30%为风险年薪，年底考核后发放；

第三年：以上一年年薪总额和绩效工资之和为基数，60%为基础年薪，按月发放，40%为风险年薪，年底考核后发放；

第四年：按第三年的年薪总额确定方式确定本年度年薪总额，基础年薪、风险年薪各占50%，以后每年以此方式执行。

绩效工资标准：按科室核算收入（不含药品、高值耗材）的一定比例提取绩效工资。

第一年绩效工资提取比例

科室核算收入（不含药品、高值耗材）	绩效工资提取比例
基础业务量内	0.5%
完成基础业务量后增长20%内	1.0%
完成基础业务量后增长20%～30%内	1.5%
完成基础业务量后增长30%以上	2%

说明：“基础业务量”为上一年度的科室核算收入实际数额。

第二年及以后绩效工资提取比例：

上一年度业务量指标内提取0.1%；

超过上年指标0～20%提取0.5%；

超过上年指标20%～30%提取1.0%；

超过上年指标30%以上提取1.5%。

下表是按上述方法测算的结果，因为医院处于快速发展期，新方案实施第一年，假如科室收入增长40%，个人收入由原来的20万元增长到29.3万元，第二年增长放慢，个人收入同样增长，这样就达到持续激励的作用。

	科室核算收入	个人绩效工资	年度个人收入总额
第一年假设增40%	696万元	73111元	293111元
第二年假设增30%	905万元	27156元	320267元
第三年假设增20%	1086万元	21724元	341991元

护士长的薪酬设计

护士长的主要工作是护理管理，包括护士管理、护理质量管理、护理技术提高、护士培养等，评价护士长的工作主要通过对科室的工作量、工作质量、技术水平等绩效指标来体现，可以不直接以科室收入来评价。

一般而言，工作量与收入是成正比的，但是有些特殊科室收入高，并不代表护士长绩效指标好，比如有检查设备的科室就可能出现科室收入高，护士长工作还很轻松。也有的科室工作量大、辛苦，但收入并不高，如儿科。

护士长的薪酬设计有两种方法，一是设计总量，再根据绩效考核分配；二是按员工绩效工资的平均数设计一个系数，这个方法更多与科室经济收入有关，需要护理部进行部分考核和调控。

第一种方法：设计总量，考核后分配。

“总量”可以是年度全部薪酬的总量，也可以是年度绩效工资总量。如果是全部薪酬总量，就要把薪酬分为岗位工资和绩效工资两个部分，如果只是绩效工资，岗位工资就是事业单位的“档案工资”部分。

“总量”是多少？

以全院临床护士平均收入（工资总额或者绩效工

资总额）为参照基数的1.2倍～1.6倍，具体系数可由各医院根据实际情况确定。

总量确定后，再设计具体分配办法，由护理部统筹分配。

总量的大部分按月分配，少量放在年度分配。月分配的部分又可以分为两部分，一部分与护理质量挂钩，一部分与护理数量、技术难度等挂钩。

举例说明：

某医院设计护士长薪酬总额是临床护士平均薪酬的1.4倍。护士长年度薪酬总额6万元，其中80%为月分配，20%为年度分配。

每月可分配工资为：6万×80%÷12＝4000（元）

设计每个护士长基本岗位工资为1500元（可以根据职称、任护士长年限适当增加补贴）。

月绩效工资为：4000－1500＝2500（元）

其中50%与质量挂钩，50%与工作量等挂钩，即各1250元。护理质量考核100分制（具体考核标准和办法后述）。

工作量绩效指标	
抢救：0.7分/次	重症监护：0.5分/天
病危：0.6分/天	特级护理：0.4分/天
病重：0.2分/天	一级护理：0.2分/天
出院：0.3分/人	二级护理：0.1分/天

以上绩效指标代表了护理工作量、技术难度、辛苦程度。

内科有护士长10人，工作量计分合计193.5分。

计算分值：1250元×10人÷193.5分=64.6元

某护士长工作质量考核97.3分，工作量考核18.9分，该护士长月薪酬为：

1500（岗位工资）+1250×97.3%+64.6×18.9=3937（元）

第二种方法就是岗位工资按事业单位“档案工资”执行，绩效工资按所在科室护士平均绩效工资的倍数（1.2～1.6倍），以及员工绩效工资总量的一定比例（1%～3%），与科主任分配方法类似。具体标准可根据各医院实际情况定。这种方法计算出来的绩效工资需要由护理部综合考核后才能发放，也可以规定从每个护士长绩效工资中拿出固定数额或一定比例的绩效工资由护理部进行二次分配，分配方法可参照第一种设计方法。

绩效工资医护分开算

目前医生与护士的绩效工资分配有两种形式，一种是医护分开核算，各自分配，另一种是科室医生护士一起核算，再行分开后各自分配。

医生、护士分开核算是比较合理的办法。

举两个实际运行的案例。

某民营医院，参照当地其他民营医院护士工资和当地公立医院聘用制护士工资水平，设计出该院护士工资额（位于参照对象二者之间），然后与科室护理收入相比，测算出护士绩效工资与科室护理收入的比例，然后每月按收入比例计算出绩效工资。医生按医疗收入测算出绩效工资比例。医生护士各自计算各自的绩效工资，内部分配。

某二级公立医院，医生按个人业务分别按比例计算绩效工资，护士按科室收入的一定比例计算出绩效工资。科室收入项目主要是科室的护理、治疗收入，不包含在科外执行的收入，比如手术费、辅助检查费、药品费等。

医生个人收入由三部分组成，绩效工资占各部分比例不一样：手术收入8%；门诊收入2%；科室收入内科3%、外科2.5%、儿科5%。

护士收入以科室为核算单位一次分配。绩效工资占科室收入比例：外科6%、内科8%、儿科及ICU9%、感染科20%。

通过设置不同的比例体现经济效益与社会效益的兼顾。比如医生鼓励劳务性收入，手术比例设置最高，科室收入设置其次，门诊收入包含部分检查，设置比例最低。

护士外科收入来源较多，比例低些，儿科收费较低，设置比例高些，ICU辛苦，设置比例也高些，感染科业务收入很低，没有经济效益，但是必须存在，设置比例比其他临床科室就高得多。

医护分开核算涉及收入归集问题，也就是哪些收入归医生，哪些收入归护士。一般有两种方法。

第一种方法是医护收入归集不相同。医生的收入归医生，与护士无关，如手术费、医生的诊疗费等。护士的收入归护士，与医生无关，如护理费、护理操作费等。医护共同的费用互计，如床位费、划归到临床科室的检查等。

这样归集比较合理，可以分别激励医生和护士在各自领域里积极创造业绩，缺点是计算起来需要增加核算人员的工作量，有时候影响医护团队协作。

第二种方法是医护收入归集一样，科室所有收入都计算在一起，不分医护，然后在这个统一的医护收入基础上设计各自不同的绩效工资比例。这种归集方法简单、方便，不需要做大的调整。

前面介绍的案例中，医生的绩效工资比例是根据不同业务设计不同的比例，这样比较合理，但操作不方便，需要信息系统的支持。我们主张把不同的业务综合起来，只设计一个比例，这样操作起来更为方便。如下例：

某三级医院医、护绩效工资比例

科室	医生比例	护士比例
外科各科室	17%	18%
内科各科室	20%	20%
儿　科	22%	30%
感染科	20%	25%
妇　科	17%	18%
产　科	10%	18%

医护分开核算设计绩效工资比例最大的优点是解决了医护分配时的相互攀比和矛盾。还有一个优点是，调整任何一方不会影响另外一方。

随着医院和外部环境的变化，医护人员的收入越来越受到外部市场的影响，医生和护士的收入差别也在不断变化，需要不断调整。如果绩效工资一次核算到科室后，再进行医护分开，一旦分开方法和医护比例确定后，再要调整某一方，同时就影响了另一方，矛盾会非常突出。

对于医生护士未分开核算的医院和科室，在医院一次分配到科室后，需要再次将绩效工资医护分开。过去医生和护士按人头1：1分配，这样就出现了医生平均职称高于护士，却比护士分配得少。

多数医院采用这种按人头比例法，医生护士分配系数比一般是1:0.6～0.8，多数在1:0.75左右。采用这种方法，医护人员有时会因为编制发生矛盾，争取缺编的份额。这主要是因为近几年医院业务增长很快，而人员却未达到规定的编制。解决办法是设计理论值，外科编制人数按护医比2：1.1，内科按2：1，每缺编1个，按0.5人计算实际参与分配的人数。

最能说服大家的医护分开方法是按职称系数分配，同职称同系数，由于护士职称平均低于医生，最终结果是医生人头高于护士。这里说的“职称系数法”只限于绩效工资总量医护分开，不针对各群体的内部二次分配。

举例说明：

科室总绩效工资医护之间分配原则按照医生、护理职称系数进行分配。

设置医生、护士职称分配系数（各医院按自己的实际情况设定，如希望医护差距小些，不同职称之间系数差距就设计小些；希望医护差距大些，不同职称之间系数差距就设计得大些）。

正高：1.2；

副高：1.1；

主治（主管）：1.0；

高年资（工作满三年及以上）住院医师（护师）：0.9；

低年资（工作不满三年）住院医师（护师）0.8；

医士（护士）0.7；无证（或新参加工作第一年）

的0.4。

医护绩效工资计算方法：

医生绩效工资总数=科室绩效工资总额÷（医生职称系数之和+护理职称系数之和）×医生职称系数之和

护理绩效工资总数=科室绩效工资总额－医生绩效工资总数

科室的二次分配

某医院康复科有三名按摩技师，两名年资高、职称高，另一名年资和职称都不如他们。过去分配绩效工资按职称，这名年轻人总是最低。实行二次分配后，年轻按摩师主动下临床，收集病人需求信息，上门服务，业务量明显多过那两位高职称按摩师，绩效工资也超过了他们。于是两位“高职称”有意见了，由于他们的“话语权”大过年轻人，医院为了“息事宁人”，想恢复按职称分配，结果自然会打击年轻人的积极性，也不公平。于是我建议院领导可以在绩效工资总量中拿出少部分与职称挂钩，大部分仍与工作量挂钩，如此坚持下去，老同志也开始跑临床了，大家都积极了，服务得到了改善，病人满意度也提高了。

二次分配的重点就在于真正体现多劳多得，体现公平，体现医院管理导向，调动医务人员积极性。通过二次分配要达到这样的目标：过去不愿意做事的人开始做了，过去做得不好的人开始做好了，过去做得好的人做得更好了，医生更愿意收病人了，护士上晚夜班再也不抱怨了……

二次分配需要和绩效指标直接挂钩，但不必和所有绩效指标直接挂钩，员工不可能掌握所有管理要求，管理者也不可能全面采集信息，因此我们要把绩效指标分类使用。

绩效指标可分为分配指标和考核指标两大类。

分配指标是可以直接量化的、用以确定个人绩效工资量的指标，如出院人次、门诊人次、手术人次、技术项目操作人次、核算收入、奖励项目、岗位分值等，通过全面采集确认。

考核指标是标准、要求、约束性指标，不需要全面采集，通过抽查、统计、自然显露缺陷考核，一般采取处罚方式管理，如质量指标、制度要求、药品比例、平均住院日、满意度、成本控制等。

绩效指标与绩效工资的关系：一般情况下，绩效指标均不直接与绩效工资挂钩，需要科学量化后再与绩效工资挂钩。可以将各项分配指标根据管理权重赋予一定的分值，在管理上尽可能标准化。考核指标既可以量化为分值后与绩效工资挂钩，也可以直接与绩效工资挂钩，主要是用于处罚，比如药品比例超过规定的标准后扣考核分，也可以直接扣绩效工资。

临床科室的二次分配可参照如下方法。

首先确定分配指标，包括出院人次、手术人次、门诊人次、项目指标、操作例次、岗位分值、核算收入等。工作量指标中“出院人次”是必选的，其他指标根据科室特点选择。“项目指标”一般只选一项核心技术项目或者重点发展项目，项目指标可以列为加分内容。核算收入仍然要列为分配指标，这是因为目前政府尚不能按医院运行成本需求给医院投入，医院必须依靠经营收入来维持运营，而且新的财务制度明确规定了“按收定支”。为了避免收入指标可能引起医疗费用增加的弊端，可采用收入不直接与绩效工资挂钩的方法，并将收入指标的权重设定得小一些，同时在考核指标中增加费用控制指标的权重。

总的分配指标选择一般不要超过3项，多了虽然更全面、公正，但操作困难。

外科可以选出院人次、手术人次或项目指标、核算收入，内科可以选出院人次、项目指标和核算收入。

“岗位分值”是体现岗位技术难度或辛苦程度的指标。有些科室有不同的岗位，每个岗位只有1个人，无法进行数量考核，可根据岗位特点赋予不同的分值，比如护士就很难统计护理工作量，可根据护士的不同岗位赋予不同分值，夜班岗位比白班岗位分值高，治疗班岗位比医嘱班岗位分值高。

其次设定考核指标。考核指标就是医院对各部门、各项工作设定的要求和标准，医院考核指标可以说名目繁多。通常对这些指标的考核达到了要求和标准就算合格，没有达到就根据规定进行处罚。一般由职能科室来考核，考核结果直接与个人绩效工资挂钩，在科室内部也可根据科室特点和薄弱环节或根据医院要求设定重点考核指标，既可以利用医院的考核结果，也可以根据科室考核结果与个人绩效工资直接或间接挂钩。

成本控制指标：医院一般运用“科室全成本核算”的方法来影响全部绩效工资，希望控制成本。实际上科室需要控制的成本并不是“全成本”，而是变动成本部分，即材料费、水电费、差旅费等，这些成本的责任人并不是全体员工，而是科主任和护士长，因此成本控制应该列为专门的绩效考核，直接考核科主任和护士长。这种成本控制的指标设计为“可控成本比例”，就是根据科室业务的不同，测算出变动成本占科室核算收入的比例，用这个比例作为控制指标，低于比例给予奖励，超过比例给予处罚。

二次分配单元：临床科室绩效工资总量确定如果医护是分开核算，医生和护士各自内部二次分配，如果没有分开核算，医院一次核算后科室首先要把总量进行医护分开。

医生的考核应以实际工作业绩为主，以医疗小组或个人为绩效考核单元，经量化工作业绩、考核评价后，单元内部根据人员结构情况按岗位或按业绩分配到个人。医院规模较小、没有医疗小组，则按岗位或按业绩考核到个人。

护士一般按岗位分值考核到个人。

临床科室医生分配指标量化分数的方法有两种，一是宏观确定总分，各项指标分别占一定比例，这是结构法。假设医生组或医生个人总分设置100分，其中出院人次占40%、手术人次20%、核算收入30%、其他占10%，在具体计算时以单项业绩最好的计满分，其他按比值计分，还可以设置加分项目。二是单项计分，比如出院一人次计多少分，项目一例次计多少分，核算收入设置每多少钱计多少分等。量化计分指标只限于分配指标，每个小组每月统计，全科总分与总绩效工资比，得出每分的绩效工资值。将小组或个人的绩效总分乘以绩效分值，就得出了小组或个人的绩效工资。

考核指标可以直接设置缺陷分值或绩效工资额，缺陷出现后直接扣小组或个人的分或者绩效工资数额。

护士的量化分一般不以工作量量化，而以岗位分值来量化，分析不同时间段上班的辛苦程度、技术要求难易，对不同的班设置不同的分值，护士上什么班得相应的分值，月底累计总分。

医技人员的二次分配以操作检查项目例次为基础，把不同难易、劳动强度的操作或检查赋予不同的分值，每个人根据工作数量计分，并根据不同岗位设置一定的岗位分值，按月统计个人总分。如上所述，在绩效工资总量确定的前提下求出绩效分值，再计算个人绩效工资。

在进行科室二次分配时特别要强调三点：

1．二次分配是在绩效工资总量确定的前提下进行分配；

2．以绩效指标、岗位分值为主要依据，兼顾职称因素；

3．指标精简易掌握，方法简单可操作。

医生的二次分配办法

以下案例是一个最简单的医生绩效工资分配方案：

1．医生按收治出入院病人数、手术数、管床数、夜班数等进行单列计奖，如收入院30元/例；出院20元/例（或30元）；夜班100元/班等。计完单项奖后的余额进行平均分配或按其他方式进行分配。

若对医生再次分配时确需体现医生的职称系数，也可先按每人500元（数额根据医院具体情况定）的基本奖乘以系数值发放个人固定奖金后，再按上述方法进行分配。

2．按收治出入院病人数、手术数、管床数、夜班数等进行个人计分，如收入院2分/例；出院2分/例（或3分）；夜班3分等。医生奖金额除以医生总分，每个人得分乘以分值即为个人绩效工资。

3．按医疗小组或医生个人统筹计分分配。出院人次设置50分，核算收入设置50分，技术项目（或手术）实施加分。

个人工作量绩效分＝（个人出院病人数量÷科内个人最高出院病人数量×50+个人核算收入÷科内个人最高业务收入×50）×职称系数（如果不与职称相关联，此项可省）

医疗小组工作绩效分＝小组出院病人数量÷科内小组最高出院病人数量×50+小组核算收入÷科内小组最高业务收入×50

个人绩效工资额=医生绩效工资总额÷科室医生绩效分之和×个人工作绩效分

按医疗小组分配的，小组绩效工资额=医生绩效工资总额÷各小组绩效分之和×小组工作绩效分，组内成员分配由科室和小组决定。小组长分数可略高于科内同职称医生。

各个专科可以根据自己特点设置加分项目：如外

科每台手术加0.5分、每台微创手术加1分、内科每台介入加2分等。

以上计算出来的是小组或个人的绩效工资，其他绩效考核指标每个科室可以根据具体情况设置，对缺陷进行扣分或直接扣除绩效工资。

护士的二次分配办法

1．护士按办公班、A班、P班、N班等进行单列计奖，如A班30元；P班20元；N班100元；办公班5元。计完单项奖后的余额进行平均分配或按其他方式进行分配。

2．按办公班、A班、P班、N班等进行个人计分，如A班2分；P班2分；N班3分；办公班1分等。护士奖金额除以护士总分，每个人得分乘以分值即为个人绩效工资。

3．若对护士再次分配时确需体现护士的职称系数，也可先按每人500元（具体数额根据医院实际情况定）的基本奖乘以职称系数值发放个人固定奖金后，再按上述方法进行分配。

如何检测分配的公平性?

不管如何设计绩效工资分配方法，在实际操作过程中总有变化和预想不到的情况，都可能影响初次确定的绩效工资分配方法的公平性，需要一定的方法或工具来检测其结果是否相对合理和公平，以便调整分配政策。

我们设计了三种检测绩效工资公平性的方法。

1．差距排序法

这种方法比较简单，把医院员工分类，统计各类员工平均绩效工资，然后排序，并与前述的要素计分权重法计算出来的理论排序比较，作为调整的依据（见表1、表2）。从表1的排序中可以发现，辅助科室医生、

表1　某三级医院不同群体绩效工资权重及排序

类别	人均月绩效工资（元）	权重顺位
院领导班子	5406.0	1.13
临床科主任	4802.9	1.00
行政后勤中层干部	3877.0	0.81
医技科主任	3857.5	0.80
临床护士长	3663.3	0.76
辅助科室医生	3316.0	0.69

接上表

临床科室护士	3245.2	0.68
临床科室医生	3064.8	0.64
辅助科室护士	2769.9	0.58
管理人员	2457.0	0.51

表2 某三级医院不同生产系统绩效工资权重及排序

科室类别	人均月绩效工资（元）	权重顺位
检验科	6494	1.00
放射科	5008	0.77
外科系统	1967	0.30
内科系统	1766	0.27
院领导	1755	0.27
职能后勤中层	1403	0.22
管理后勤人员	1218	0.19

临床护士的月均绩效工资比临床医生高，显然不能体现临床医生的价值、风险和专业特点。

表2体现出医院在分配方案中，没有根据医技科室经济增长快于临床的特点，对医技科室绩效工资增长快于临床科室没有控制好，导致检验科、放射科绩效工资高于临床科室，分配方案不合理。

通过排序的方法即可发现各类群体在医院分配中所处的位置，又可以了解各类群体之间的差距，是检测公平性最简单有效的方法。

2. 主任要素法

这种方法主要检测对科主任的分配是否公平、合理。

首先要明确科主任的职责，科主任的薪酬与职责密切相关，检测的要素根据职责来设计。

用学科建设现状、科室工作量、核算收入、科室固定资产收入率（每100元固定资产产生的收入）、医疗收入成本比率等5项指标来检测科主任的业绩，具体方法如下：

临床科室15分。学科现状5分，其中国家重点5分，省重点4分，市重点3分，医院重点2.5分，非重点2分；工作量5分，其中门诊人次1分，出院人次4分，最多的得满分；经济管理5分，其中收入2分，资产收入率2分，医疗收入成本率1分，结果最好的得满分，其他科室以最好的指标比较计算出得分。

医技科室12分。学科建设现状、收入、资产产值率、收入成本率等4项指标各3分，国家重点3分，省重点2.5分，市重点2.2分，医院重点2分，非重点1.6分。其他指标以结果最好的得满分。

各个科室根据各个项目计分合计结果排序、比较差距，与主任收入排序、差距比较，检测是否相关联，评价分配结果的公平性，并以此作为调整的依据。

对基层医院（二级）学科建设要素可以不作为基础计分标准而作为加分项目列入，内容不需要按国家规定的重点学科建设标准，可以根据医院的具体情况和政府对医院的具体要求，将服务能力建设、适宜技术开展作为学科建设的主要内容。

表3、表4是某三级医院部分临床科室业绩和主任年收入公平性的检测结果。该医院科主任实行年薪制，制定年薪额度的依据来源于数年前科室的情况和当时主任的收入，经过数年发展各个科室发展不一，情况发生

表3 某三级医院科室业绩、主任收入检测结果

临床科室	核算收入(万)		出院人次		门诊人次		资产收入率		变动成本率		总分	总分排名	年薪(万)	年薪排名
	（2分）		（3分）		（2分）		（2分）		（1分）					
	量	分	量	分	量	分	量	分	量	分				
妇科	1368.5	2.00	0.30	2.14	12.43	2.00	1.57	1.19	0.08	1.00	8.33	1	16.0	2
产科	1039.8	1.52	0.42	3.00	4.00	0.64	2.42	1.84	0.09	0.89	7.89	2	16.0	2
儿科	676.0	0.99	0.32	2.30	10.72	1.73	1.77	1.35	0.13	0.62	6.99	3	14.0	5
神内	909.7	1.33	0.30	2.20	3.38	0.54	1.9	1.44	0.10	0.80	6.31	4	14.5	4
心内	624.1	0.91	0.30	2.15	2.30	0.37	2.22	1.69	0.14	0.57	5.69	5	15.0	3
泌外	427.5	0.62	0.28	2.01	3.27	0.53	2.13	1.62	0.31	0.26	5.04	6	15.0	3
呼吸	614.1	0.90	0.26	1.91	1.91	0.31	1.89	1.44	0.22	0.36	4.92	7	14.5	4
骨科	626.6	0.92	0.20	1.44	2.38	0.38	2.19	1.67	0.31	0.26	4.67	8	16.0	2
内分	439.8	0.64	0.15	1.11	3.41	0.55	1.92	1.46	0.15	0.53	4.29	9	13.5	6
神外	889.4	1.30	0.16	1.15	0.36	0.06	1.69	1.29	0.21	0.38	4.18	10	16.0	2
普外	398.5	0.58	0.19	1.40	1.96	0.32	1.97	1.50	0.27	0.30	4.10	11	14.0	5
肾内	354.6	0.52	0.15	1.07	1.54	0.25	2.36	1.79	0.34	0.24	3.87	12	13.0	7
肝胆	498.0	0.73	0.15	1.07	1.23	0.20	1.91	1.45	0.24	0.33	3.78	13	18.0	1
消化	305.3	0.45	0.23	1.67	3.42	0.55	1.07	0.81	0.32	0.25	3.73	14	16.0	2
儿外	200.5	0.29	0.11	0.83	0.08	0.01	2.63	2.00	0.16	0.50	3.63	15	13.0	7
脊柱	457.4	0.67	0.13	0.91	1.63	0.26	1.99	1.51	0.30	0.27	3.62	16	14.5	4

表4 某三级医院医技科室业绩和主任收入检测结果

医技科室	核算收入(万)（3分）		资产收入率（3分）		变动成本率（2分）		总分	总分排名	年薪(万)	年薪排名
	量	分	量	分	量	分				
检验科	2260.35	3.00	4.3	3.00	0.374	0.26	6.26	1	13.0	4
B超	1624.69	2.16	1.21	0.84	0.048	2.00	5.00	2	15.0	1
功能科	1624.69	2.16	1.21	0.84	0.048	2.00	5.00	3	15.0	1
胃镜室	529.14	0.70	1.73	1.21	0.05	1.92	3.83	4	13.5	3
CT	1469.97	1.95	0.83	0.58	0.125	0.77	3.30	5	14.0	2
核医学	1126.19	1.49	1.41	0.98	0.447	0.21	2.68	6	13.0	4
MR	810.95	1.08	0.42	0.29	0.147	0.65	2.02	7	13.0	4
普放	382.4	0.51	0.35	0.24	0.256	0.38	1.13	8	12.0	5

了明显变化。通过表3、表4发现，目前临床科主任的待遇与科室实际业绩已经不一致了，医技科室主任也有变异，需要调整。

3．员工要素法

用来检测员工绩效工资分配的公平性，具体指标包括人均门诊人次、人均出院人次、人均产值、资产收入率等，方法如下：

临床科室10分，其中人均门诊人次2分，人均出院人次3分，人均核算收入2分，资产收入率2分，成本率1分，业绩最好的指标得满分，其他比较计分。

医计科室8分，其中人均收入3分，资产收入率3分，成本率2分，业绩最好的指标计满分，其他比较计分。

表5是某三级医院临床科室员工人均年绩效工资检

表5 某三级医院部分临床科室员工业绩和绩效工资检测表

临床科室	人均收入（万）		人均出院人次		人均门诊人次		资产收入率		变动成本率		总分	总分排名	人均年绩效（万）	绩效排名
	（2分）		（3分）		（2分）		（2分）		（1分）					
	量	分	量	分	量	分	量	分	量	分				
儿科	24.14	1.38	113.6	2.82	3828	2.00	1.77	1.35	0.13	0.65	8.20	1	5.48	4
妇科	35.09	2.00	76	1.89	3186	1.66	1.57	1.19	0.08	1.00	7.74	2	6.86	1
产科	23.63	1.35	94.4	2.34	908.4	0.47	2.42	1.84	0.09	1.00	7.00	3	4.13	13
泌外	18.59	1.06	120.8	3.00	1422	0.74	2.13	1.62	0.31	0.27	6.69	4	3.98	14
普外	20.97	1.20	102	2.53	1034	0.54	1.97	1.50	0.27	0.31	6.08	5	4.50	10
消化	15.27	0.87	115.7	2.87	1712	0.89	1.07	0.81	0.32	0.26	5.70	6	4.99	6
内分	19.99	1.14	69.8	1.73	1552	0.81	1.92	1.46	0.15	0.55	5.69	7	4.61	9
呼吸	20.47	1.17	88	2.19	637.1	0.33	1.89	1.44	0.22	0.38	5.51	8	5.57	3
神内	19.99	1.14	66.8	1.66	742.7	0.39	1.9	1.44	0.10	0.84	5.47	9	4.65	7
肾内	18.67	1.06	77.9	1.93	808.4	0.42	2.36	1.79	0.34	0.25	5.45	10	4.62	8
心内	16	0.91	76.4	1.90	589.4	0.31	2.22	1.69	0.14	0.62	5.43	11	4.36	11
神外	34.88	1.99	62.5	1.55	140.2	0.07	1.69	1.29	0.21	0.41	5.31	12	6.50	2
肝胆	22.64	1.29	67.4	1.67	558.6	0.29	1.91	1.45	0.24	0.35	5.05	13	5.40	5
脊柱	21.78	1.24	60.2	1.50	776.2	0.41	1.99	1.51	0.30	0.28	4.94	14	4.22	12
儿外	11.8	0.67	67.4	1.67	44.1	0.02	2.63	2.00	0.16	0.52	4.88	15	3.28	16
骨科	14.92	0.85	47.5	1.18	567.3	0.30	2.19	1.67	0.31	0.27	4.27	16	3.44	15

测的结果，个人实际收入与科室业绩不完全一致，需要检查科室绩效工资产生的方法是否公平，人员结构是否合理，找出原因加以改进。

绩效工资分配公平性的检测方法，可用来调整绩效指标的设计，特别是数据、比例、系数的准确设定。

由于工作数量、经济指标、成本指标具有“刚性”

特点，更具说服力，所以在检测工具中经常被采用。

公立医院具有公益性，体现公益性的指标往往不是具体量化的指标，包括质量指标、服务感受性指标等，需要二次量化，这类指标往往不精确，且不易控制，有待更深入的研究。

特殊情况下的绩效分配

前文介绍的都是比较成熟、规范的科室和群体的绩效工资分配方法，医院也存在一些非常规科室以及特殊情况，这里就我们所遇到的一些特殊情况的处理方法进行介绍。

情况一：科室规模小、科主任是主要业务的承担者该如何分配？

在一些二级或一级医院，或者只有三五名员工的科室，科主任就是该科室的主要业务承担者，有的科室甚至50%以上的业务量都由科主任承担，或由科主任的个人品牌带来。如果这样的科室科主任也按常规方法，即员工的倍数来设计绩效工资，就有可能带来两个问题，一是科主任个人心理不平衡，二是科主任可能会比科室个别骨干的绩效工资还要少。

这就存在一个问题，即科主任绩效可否与其个人业务量挂钩？

一般情况下，不主张科主任的绩效与个人业务量挂钩，因为这样会引导主任更多地关注个人业务量，忽视主任的职责。而且科主任有垄断资源的优势，其结果可能导致主任不去培养员工，独自垄断技术和病人资源。

解决的方法就是：临床科室要坚持主任的绩效工资不与个人业务量挂钩，而与科室业务量挂钩，可以把系数提高，即使要与个人业务量挂钩，挂钩的份额也不要超过30%；非临床科室（员工少于5人）的主任如果要与个人业务量挂钩，不能超过50%，同时减少系数。

情况二：体检科如何分配？

许多医院体检科因分配方案问题不能发挥最大作用。

先来看一下体检科的效益情况。有资料表明：体检的直接利润超过30%；做常规体检项目的人有20%还要增加专科检查项目；2%～3%的人会通过一次体检做进一步的门诊或住院治疗；70%的人三年内会成为固定客户。

所以说，体检是健康和亚健康者与医院之间的桥梁。

因此，体检科不能按照一般业务科室的分配原则来分配，而应该按市场人员来看待。

体检科人员可以分为两类，一类是外部客户人员，主要职责是获取客户市场和客户跟踪，这类人员的分配主要靠“计件”，按体检人次或体检金额提取绩效工资，可以比其他人员多，主要看科室总体业绩，也就是说他们的绩效工资可根据科室总体业务收入测算一个直接的绩效工资比例；另一类是内部人员，内部人员不是按科室总体业务量来计算，而是按各自的工作量来计算，比如超声检查人员按超声的业务量计算，化验人员按化验工作量计算，护士按护士工作量计算等。

情况三：药剂科、收费室如何分配？

在许多医院，这类科室的分配一般是按平均绩效工资的系数，按人头分配到科室，再进行二次分配，理由是这些科室不直接产生经济效益。过去药剂科还有药品利润，实行药品零加成后，用药量也可能会下降，以利润来衡量肯定是不合理的。

对这些科室我们要寻求一个工作量量化的指标，其实最能量化的指标还是经济指标。我们不要把经济指标当成具体的收入，只当成一个测量工作量的标准。比如，收费室个人收费金额总量、药剂科药品销售金额总量等，供应室也可以把各种工作产品（消毒包）赋予价格来计算工作量。在一定时期，金额总量与工作量的关系是恒定的，这样就可以测算出一个比例来计算绩效工资了。

下表是某三级乙等医院分配实例：

科室名称	绩效工资比例	科室名称	绩效工资比例
西药房	0.6%	挂号室	0.15%
中药房	15%	出入院室	0.1%
供应室	10%		

情况四：院领导兼科室主任如何计算绩效工资？

不少医院存在着院领导兼任科主任的现象。一般在公立医院，对业务技术拔尖的科主任，组织上为了稳定人才，将他们提拔为院级领导，而这些人又不愿意放弃专业，有的继续兼任科主任，即使不兼科主任，也会花大量时间继续在科室从事专业技术工作，这样就给分配带来了问题。

原则上讲，院领导不适宜兼任科主任，即使兼任或继续从事专业技术工作，也不适合在科室领取绩效工资，但是现实中很难做到。

我们在实践中总结出以下几种处理方法：

1．提高院领导的绩效工资，高于科室主任，兼任者不再在科室领取任何报酬；

2．领取院领导、科主任各自绩效工资的60%；

3．全额领取院领导的绩效工资，加科主任绩效工资的20%；

4．院领导的绩效工资加一个固定补贴。

情况五：护士调离非专业岗位后如何分配？

每家公立医院都会遇到护士调岗的问题，护士不愿意上晚夜班，会通过社会上各种关系来达到目的，解决的方法除了提高护士晚夜班待遇外，还要降低调岗护士不再从事专业工作后的待遇。

下面是某医院护士调岗后的绩效工资核算办法。

依据公立医院绩效工资改革中关于“岗变薪变”的要求，任何原因导致护士岗位发生改变后，绩效工资也应随之改变。

1．临床科室之间岗位调整，按新岗位享受绩效工资；

2．临床科室护士调整到非临床科室，不再参加临床晚夜班，不满45周岁的，按医院平均绩效工资的0.5

倍发放；45岁以上按0.7倍发放，满50岁后按机关后勤同类人员享受绩效工资；

3．担任护士长满10年，除身体原因不能正常工作或严重错误免职、撤职外，因其他原因不再担任护士长后，如离开临床科室按第二款处理；继续留在临床工作的，第一年可以直接担任护理专家，享受本科室护士长90%的绩效工资，由医院发放；一年以后，按医院护理专家的要求任免，如不再担任护理专家且继续在临床工作的，可按科室护士平均绩效工资1.0系数，由科室发放；

4．机关职能科室严格按编制控制人员，原则上不安排照顾人员进入无缺编的机关职能科室。

非生产科室的绩效工资分配

非生产科室的绩效工资包括院领导、职能科室负责人、一般管理人员、工勤人员等群体，所有公立医院都是设定一定的系数，一般院领导略高于科主任，职能科室负责人略低于科主任，一般管理人员略低于生产科室人员，工勤人员是医院的最低收入层。

民营医院则是根据实际情况而定，院领导是医院的最高收入层，而且与员工差距很大，主要依据医院整体业绩而定；科主任、技术骨干是次高收入群体；再次是各部门的稀缺人才；管理干部、护士、工勤人员一般参照社会同类人员收入水平而定。

这里主要讲讲公立医院的非生产科室人员绩效工资如何分配。

1. 院领导的绩效工资分配

院长的绩效工资在许多地方是由上级部门来确定的，一般按职工平均绩效工资的3倍、最多也有按5倍设计的，最少的为1.5倍，副院长则相应减少。

首先要确定系数的参照对象，我们主张把科主任作为院领导和中层干部的参照标准，一般院长的系数确定在1.2～2.0之间，副职在1.1～1.6之间，各地各医院之间不尽相同。分管医疗的副院长可以略高些，一般多0.05个系数。

2. 职能中层干部的绩效工资分配

仍然以科主任为参照标准，系数在0.6～0.8之间，医务科长可以增加0.05，也有医务科长系数为1.0。个别医院职能科长高于科主任，达到1.2。

3. 一般管理人员和工勤人员的绩效工资分配

大多数医院这部分人的绩效工资都是比较低的，虽说是按平均绩效工资的系数，但是医院往往取的"平均数"并非真正的平均绩效工资，而是真正平均绩效工资的一部分。院长不希望这部分人拿得多，原因是这部分人有相当部分是照顾安排、子弟就业或者是医院的老职工。如果以真正的平均绩效工资为参照标准，他们的系数一般都会在0.5以下。

随着后勤管理社会化的推进，工勤人员今后不再是医院分配额度的瓶颈所在，管理干部要求也会越来越高，管理人员的待遇也应相应提高。

民营医院院长除了固定工资、福利外，绩效工资多数是按全年业绩总量计算的，一般在业务收入的0.5%～3%之间，根据医院规模而定。他们的现金收入很少会超过100万元，有的则用股份来代替。

Part 04 第四部分

如何做好成本控制

西安交通大学孙学勤教授在讲授成本管理时强调成本管理要“落地”，意思是成本在哪里发生就要在哪里控制。

笔者后来体会到，成本管理不但要落地，还要“落责”，就是要落实责任。完整的成本管理就成了“成本在哪里发生就在哪里管理，谁管理成本谁就承担责任”。

医院发生的“成本”有两方面，一部分是医院自身的成本，比如后勤的水、电、气，医疗工作中的卫生材料、试剂、设备维修费用等，这部分成本往往容易引起医院管理者的重视。另一部分成本是病人的成本，也就是直接在医疗费用中产生的成本，比如药品、高值耗材等，这部分成本因为医院可以从医疗费中解决，一般不容易引起管理者的重视。

随着国家新医改的不断深入，付费机制改革让医院逐渐失去随意增加项目、增加医疗费用的空间，加上政府对公立医院的严格考核，如果医院不努力控制医疗费用，医院的生存都会出现问题。因此，今后医院运营中“成本管理”的重要性，将超过医院“GDP”增长，“控制医疗费用中的成本”的重要性将超过“控制医院内部运行成本”。

成本变化新趋势

不少院长抱怨，医院的成本越来越高，特别是材料的使用。不管医院如何强调降低成本，好像都没有什么效果，也找不出好办法。

医院成本变化的趋势越来越明显，如果我们不清楚，就不可能控制得好。有些变化是业务发展的结果，有些变化是市场发展的结果，有些变化是我们自己没有控制好的结果。不管什么原因，都有充足的“理由”，让院长“请君入瓮”。

成本变化有哪些趋势?

1．人力成本大幅度增加。这是社会发展的必然趋势，促使人力成本增加的因素有：提高病人的服务品质需要增加人员；物价上涨，人员待遇普遍提高，政策性增资频繁；医生“灰色”收入逐步遏制，阳光收入要增加；民营医院人才竞争提高了人才的成本；因为控制费用，医院收入增长幅度放缓，相对人力成本比例增加。

2．管理成本大幅度增加。管理成本包括医院精细化管理的投入增加，如信息系统的建设和维护，医院安全要求增加对感控、防火、监控等设施的投入和维护，医院服务要求改进设施、增加人员、增加服务项目等。社会协调成本也在大幅增加。

3．一次性材料取代重复使用材料。过去常用的可重复的各种导管、橡胶手套甚至床单等，全部或部分地被一次性材料取代。

4．可收费用品取代不可收费的传统用品。过去输液使用、贴伤口敷料用的胶布几乎不见踪影，被输液贴、伤口贴、一次性敷料所取代。各种高价收费的新产品层出不穷，如留置针、采血试管、一次性穿刺包、输氧包、麻醉包、气管内切开护理包等等，特别是骨科材料、介入材料、外科内置材料，这些产品给医务人员带来了工作上的方便，也有一定的预防交叉感染的作用，可是成本却大幅增加，个别病种的治疗总费用中，材料费可高达80%。

5．高成本试剂取代低成本试剂，专用试剂取代开放试剂。传统的检验项目试剂成本一般不会超过收入的15%，现在商家为了竞争，出现了两种手段。一是免费投放设备，卖试剂，由于医院设备不花钱，试剂贵一点也可以理解。但这些供应商提供的设备不开放，别的试剂不能用，只能采购他的。除了价格贵，这类试剂的使用量也比别的设备多，还要约定每月必须完成一定的量。医院没人仔细研究到底这种免费投放和自购设备哪种方式更合算，但一个不争的事实是，商家总不会吃亏。另一种手段就是推介新项目，商家可以在物价局批收费新项目，标准不低，但是试剂成本高达60%～80%。

即使价格如此昂贵，院长也不必“担心”这些试剂用不出去，因为一些员工既不会考虑病人能否承受这种负担，也不会考虑医院成本的上升，因为商家有各种手段来推销他们的产品。这些员工有“利益”所得，而且对外的“理由”也很充分：设备投放是免费的；开展新技术的需要；预防交叉感染；降低劳动强度；保护员工等等。院长能有什么办法来控制呢?

最终的结果是：病人总费用攀升、成本比例增高、服务性收费空间减少、医院收支结余比例下降。

根据成本变化的趋势，在今后的医院管理中，成本管理的责任不再简单地由财务部门来承担。医院应该像管理医疗质量一样成立成本管理部门，专门研究成本的变化和管理方法，有效控制成本。

某三级甲等综合医院2007年～2011年主要成本占收入比例情况

	2007年	2008年	2009年	2010年	2011年
人力成本	24.99%	25.96%	23.48%	25.12%	27.59%
药品成本	34.00%	33.02%	32.81%	31.77%	31.29%
医用材料	12.95%	12.66%	13.35%	14.45%	15.45%
试剂成本	1.56%	2.00%	2.69%	3.19%	3.43%
水电办公	2.15%	2.12%	2.12%	2.14%	2.04%
收支结余率	5.33%	6.98%	8.37%	5.59%	5.52%

从表中不难看出，该三级甲等综合医院近5年收入平均增长幅度超过15%，人力成本占医疗收入比例变化不大，说明人力成本增长与收入增长基本一致。而医用材料成本、试剂成本所占收入的比例逐年增加，说明这些成本增长的幅度远远超过收入增长幅度，而传统的水电办公成本所占比例没有明显增加。药品成本比例在下降，这与卫生改革重点控制药品比例有关。

医院争相盖大楼、买高档设备，百元固定资产收入已经低于100元，固定资产折旧、维护以及财务费用居高不下，很难做到资产的保值、增值。

7．消耗性成本。消耗性成本主要指传统的水、电、后勤物资以及部分低值易耗卫生材料，这些成本不能一味地降低，有些必需的开支不能省，否则会降低服务品质。

成本核算是补偿依据

新的《医院财务制度》提出，医院要做全成本核算、科室成本核算，有条件的医院要针对医疗服务项目、病种做成本核算，并对各种成本核算的意义、方法和要求都做了规定。本书所讲的成本核算既有财务管理层面的意义，也有经济管理层面的意义，更多与医院“绩效管理”相关联。

医院成本核算应该是全成本核算，结果体现医院经营状况，公立非营利性医院的全成本核算结果是政府补偿医院的依据。根据《医院财务制度》“略有结余”的要求，如果医院结余比较多，提醒医院经营者一要提高医务人员收入的成本开支，二要增加提高病人服务品质的开支。如果全成本核算的结果是亏损的，且没有违规开支，亏损额就应该由政府补偿。

科室成本核算体现科室经营状况和专业科室的特点，不同的科室业务量不同、成本不同，收支结余也不同，收支结余大的科室应鼓励其专业发展，收支结余低、成本高的科室则是医院成本管理的重点科室。

项目成本核算中的“项目”可以理解为医院的检查项目、治疗项目。在可以选择项目时，应该选择成本低的项目。比如CT和MR都可以检查时，就应鼓励做成本低的检查；手术或超声碎石都可以选择时，也应选择成本低的项目。

病种成本核算在成本核算中最为重要，特别是按病种付费实施后，总费用固定，如何选择最少成本的检查和治疗，这就需要病种成本核算的结果来指导。在医院经营层面，也能为医院专业发展提出参考依据。

医院“成本谱”

将医院运行过程中所产生的成本，通过一定的测量方法，根据医院经济核算单元、项目单元、产品单元，分析各种成本现状，建立一套对医院绩效管理具有指导意义的数据或表格，我们称之为“成本谱”。

医院成本谱是医院成本管理的基本工具，它是通过一定方法、根据医院管理的需求建立起来的成本现状资料，为医院成本管理提供依据。成本谱的建立需要借助医院全成本核算、项目成本核算、病种成本核算等方法，但是又不完全等同于财务上的“成本核算”。

成本谱不是一个固定的数据表，随着医院收费价格的调整、医院采购成本的变化、医院所在地域和规模不同、专业不同，不同医院的成本谱是不一样的，即使同一家医院，在不同的时期也不一样。因此，每个医院都需要根据自己的特点来建立成本谱。

成本谱的建立本身就是一个对医院成本分析和研究的过程，需要有一套核算方法。在核算时，固定成本（房屋和设备折旧、人员固定工资等）、消耗性变动成本都比较好核算，唯有管理费用的分摊是核算的难点，因此在科室、项目和病种成本核算时这部分成本可以不作为成本核算的内容，那么在医院全成本核算时这部分成本的计算就没有困难了。

"无效收入"是控制重点

"无效收入"是指对医院而言没有利润的收入。

随着医疗市场的变化，医院无效收入的比重越来越大，控制无效收入就成为成本控制的重点。

医院的无效收入包括以下项目：

药品：目前药品还可以有13%左右的利润，随着药品"零加成"后，医院药品将没有任何利润了。

收费材料：国家规定可以收费的材料加成率极低，一般不超过5%，这些可以收费的材料收入也不会给医院增加利润，属于无效收入。

血液品：包括全血和成分血。

无效收入不仅没有任何利润，管理这些项目的成本还需要由医院提供，同时占用了医疗费用空间，是医院控制的重点。

成本管理的重点和方法

公立医院对成本的管理还未引起管理者的十分重视，目前的方法仅仅局限于财务管理部门的成本核算，研究和探索有效的方法是非常必要的，笔者在这里介绍一些实践中行之有效的方法。

1. 建立管理机构，落实管理责任。

医院传统的成本管理弊端一是没有专门的成本管理机构来研究和管理成本，一般由财务科通过成本核算来管理，基本上无法针对医院成本变化进行干预和管理；二是只用简单的“成本核算影响绩效工资”的方法管理，这种方法基本上落实不了责任，无力进行成本管理。

成本控制不仅是医院运行的需要，对降低医疗费用有重要意义，也是公立医院改革措施和效果能否体现的重要环节。因此，需要建立专门的成本管理机构或者安排专人管理成本，根据成本发生所在地落实责任人，业务科室科主任、护士长是主要责任人。管理过程中的奖励和处罚对象以责任人为主。放射科、检验科、手术室、心内科、骨科、ICU等科室是成本发生的重点科室。

2. 成本测量方法。

医院财务制度对成本管理的测量方法为“成本支

出率”，即某项成本占总成本的比率，这种方法在实际运用中存在缺陷，比如某项成本值恒定，但是其他成本在变化，则该项成本的比率也会发生变化。根据公立医院预算管理“以收入预算支出”的原则，确定每一项支出与收入的比例关系，即各项支出占收入的比例，这种成本测量方法符合预算管理原则，其成本管理结果的比较也十分明确。

3．成本谱的运用。

4．直接比例法。

直接比例法是最直接、有效的方法，目前医院药品比例控制就是直接比例法。直接比例法需要在总费用控制的前提下才能减少绝对量，总费用不控制，比例下降只能降低相对量。

（1）药品比例是计算病人总费用中药品收入所占的比例，取消药品加成后，药品收入就是成本。一般方法是制定控制比例，对超过比例的部分计算出超过的具体数额，然后按数额的20%～30%处罚当事医生，处罚

某县级医院设置的部分住院科室药品比例

	各科自然比例（全院46.2%）	按医院要求达到45%的各科理论比例	实际设置比例标准
神经内科病区	59%	56%	55%
心内科病区	41%	40%	40%
儿科病区	32%	31%	30%
普外科病区	49%	47%	45%
骨科病区	36%	35%	35%
产科病区	26%	25%	25%

太少没有效果。各个科室的标准不尽相同，这与科室病种有关，可以参照科室上一年度的实际比例，在医院的总要求基础上修正，作为控制标准。

（2）消耗性成本比例是指科室消耗性成本占科室核算收入的比例，这部分成本是不能收取病人费用的，包括后勤物资、水电气成本、低值易耗卫生材料、差旅费等。以上一年度科室的实际比例作为参照标准，不管过去如何，以降低为成绩。对降低的比例计算出实际数额，其中10%～30%用于奖励，增加的比例也计算出实际数额，按其10%～30%进行处罚，按季度考核。放射科、手术室、检验科、供应室、ICU、口腔科、血透室等是重点监管科室。

（3）消耗率是对物品使用量的一种成本管理方法，如放射科的胶片管理。首先确定放射科各项检查的均次胶片消耗量，统计一定时期内各项目的工作量，将两者按项目相乘并汇总，便可得到放射科该时期内胶片的标准消耗量。然后将标准消耗量与该时期的实际消耗量进行对比，中间的差额就是损耗，损耗与标准消耗量的比值即损耗率。最后根据损耗率去调查损耗的原因，制定下一阶段损耗率的范围和标准，以此作为对平时胶片使用的约束，减少不必要的浪费，降低胶片的损耗率。

某医院CT室2009年某月计算出14cm × 17cm胶片标准消耗量为4427张，而实际消耗了4748张，损耗率达7.3%。通过规范操作、加强胶片使用管理、将胶片耗费占业务收入比例这一指标与绩效挂钩等措施，增强了医务人员的成本意识，控制并降低了胶片损耗率。改进后的某月计算标准消耗量5760张，实际消耗胶片5950张，损耗率降低到了3.3%，与7.3%的损耗率相比，节约胶片230张。

（4）收费材料比例计算方法如同药品比例方法，以收费材料的领用出库数和科室病人总费用计算比例，不同科室根据历史数据设置不同的比例标准，超过处罚，降低不奖励。骨科、脊柱外科、神经外科、心血管内科和外科、眼科等是重点监管科室。

5．成本指数。成本指数是将各单项成本通过考核计算出一个综合数字，再一次性与绩效工资挂钩的一种方法。

成本指数＝成本指标考核得分÷10

成本指标包括人均住院费用、药品比例、成本比例、资产效率等，根据医院的实际情况和管理重点采用不同的指标，赋予不同的分值。

如某三级乙等医院对医生设置的成本指标及分值：人均费用2分，科室出院病人人均费用没有超过要求的标准计满分，超过按比例扣分；药品比例5分，科室药品比例超过标准按比例扣分，降低按比例加分；成本比例3分，主要是材料占收入的比例，超过标准按比例扣分，降低按比例加分。某科室核定人均费用标准为8500元、药品比例45%、成本比例21%。某月科室实际人均费用9100元、药品比例40%、成本比例18%，医生的成本指标得分：

人均费用得分＝8500÷9100×2＝1.87

药品比例得分＝45÷40×5＝5.63

成本比例得分 = 21 ÷ 18 × 3 = 3.5

医生的成本指数 = （1.87 + 5.63 + 3.5）÷ 10 = 1.1

用成本指数乘以医生的核算绩效工资可影响医生的实际绩效工资。医技科室可以增加“资产效率”这一指标，即以上一年度百元设备资产产生的收入计算出效率标准，这样可以控制盲目追求昂贵设备的倾向。

6．对投资较大的项目和设备可以进行单机核算。单机核算是指针对一个大型设备或者独立性比较强的项目单独核算的一种形式，核算方法是收支平衡为基本要求，计算基本业务流量要求的方法。

收支平衡公式：px=a+bx

p：单位收费标准；x：流量（业务数量）；b：单位成本（变动成本）；a：总固定成本，x=a÷(p－b)。

计算举例：购置CT一台，每月固定成本：折旧50000元，保修2000元，人员工资6000元。单位成本（每例）：胶片30元；球管损耗50元；人员奖金：20元。人次收费：300元。求x=?

x=（50000+2000+6000）÷（300－100）=290（例）

每月必须完成290例工作量才能收支平衡，超过要求以后，每例盈利为：

每例盈利 = 300元 － 30 － 50 － 20 = 200（元）

单机核算在成本管理中的作用，一是可以明确收支平衡的基本流量，是设计绩效考核指标必要的参考数据，二是投资成本（折旧体现）决定了收支平衡点，投资越大，达到平衡点的流量越大，对投资决策起决定作用。

7. 建立管理流程。采购流程主要规范采购行为，做到客观论证、比较价格、保证质量、程序合法、避免不良行为；领用流程主要是避免各种物质在使用过程中的积压、浪费和违规现象。

手术室是卫生材料消耗的大户，每台手术都要消耗多品种、多数量的低值易耗品。由于品种繁多，使用琐碎，若不加强管理，很容易浪费、流失。因此，手术室应对这些材料加强管理。某三级甲等医院手术室采取“专人、专物、标准定量、自制材料、按需取物、重复使用”的成本管理流程，近年来成本占收入的比例每年降低10%以上。

“专人”是指每一种材料由固定的人管理、发放、监督；“专物”是指每项业务规定使用专门的材料、器械；“标准定量”是指对每项业务、每个操作程序的每次消耗材料量按最节约的方式制定用量标准；“自制材料”即某些材料可由科室人员自制，代替从市场购买成品，例如：自制引流膜、棉质约束带等；“按需取物”即按具体情况选择使用较低成本的材料，例如：进行一般卫生清洁工作时使用一次性薄膜手套代替灭菌橡胶手套；“重复使用”是指某些材料在使用后可以经过清洗、消毒等方式进行再利用，例如：重复使用清洗干净后的连接管，回收擦手水刺布用于卫生清洁等。以上办法都可减少不必要的消耗、提高材料的利用率，降低成本。

降低采购价格是成本控制的另一重要途径。这需要采购人员熟悉业务，掌握市场信息，通过招标、竞标、与供应商建立长期战略合作伙伴关系等方法来降低采购成本。

行政管理科室的成本主要是办公用品的消耗，如何进行控制？我们常用的办法是绝对开支的管理。先统计上一年度每个科室的开支额，预算新一年度的开支额，新一年的开支额增长控制在医院业务收入增长幅度的50%以内。如某职能科室上一年的开支是15000元，新一年医院收入增长20%，该科室开支增长控制在10%以内，也就是说不能超过16500元。

以上成本在哪个科室发生就在哪个科室控制，这叫“落地”，同样要“落责”。“落责”就是要明确责任人，能够控制这些成本的责任人就是科主任和护士长。因此，对成本管理结果的考核和奖罚主要落实在科主任和护士长身上。

科室可控成本按季度进行管理，每个季度进行一次核算，每季度结束后如果科室实际成本比例小于成本控制比例，将减少的比例折算出实际金额，检验科、放射科、手术室各提20%，其他核算科室提30%用于奖励，其中科主任、护士长各占总额的20%，科室员工占40%，科室活动基金留存20%。超出成本控制比例的科室，将超出的比例折算成实际金额，按30%的比例进行处罚，从科室绩效中扣除，其中科主任、护士长个人承担总额的10%，并扣年底考核分。

但若因非科室因素（如医院采购价格上升或下降等）而造成实际业务成本比例超出或低于预算业务成本比例时，需将非科室因素所带来的实际业务成本比例上升或下降部分扣除，不计入科室成本。

某二级甲等医院核算科室上一年度可控成本额度标准			
科别	核算收入（元）	可控成本（元）	可控成本比例
内一科（感染）	1471010	373647	25.40%
内二科（呼吸内科）	2445914	628140	25.68%
内三科（血液、内分泌）	1535894	501105	32.63%
内四科（消化）	1797368	514036	28.60%
内五科（心血管、肾脏	4170346	1118610	26.82%
内六科（神经内科）	1622194	400876	24.71%
外一科（骨科）	2103721	599267	28.49%
外二科（普外一）	2029681	676720	33.34%
外三科（普外二）	1932185	604887	31.31%
外四科（泌尿）	1042455	226858	21.76%
外五科（神经外科）	2484756	904298	36.39%
五官科	1538643	529174	34.39%
妇产科	5246573	1677782	31.98%
儿科	2309981	603817	26.14%
ICU	3616578	1070490	29.60%
手麻科	5583586	2235006	40.03%
急诊科	2411267	456882	18.95%
换药室	189300	9075	4.79%
放射科	5727986	1315694	22.97%
CT室	6324833	893671	14.13%
检验科	20004398	8406777	42.02%
病理室	988008	224538	22.73%
特检科	6559240	959906	14.63%
胃镜室	1204767	434677	36.08%
口腔科	1760648	197924	11.24%
中医科	48664	1373	2.82%
康复科	98494	15975	16.22%
中骨科	302592	83730	27.67%
门诊内科	406605	9980	2.45%
门诊外科	437105	31533	7.21%

科室、项目、病种成本核算方法

成本内容

科室成本：基于目前医院核算现状，归集到临床科室的收入为科室核算收入，不包含药品、血液和高值耗材收入，科室核算成本包括固定成本、变动成本、人力成本，为了研究方便和结果使用，不计算分摊的管理成本。

项目成本：主要是指各项检查、治疗项目所发生的成本，考虑研究目的，以独立成为科室的项目为研究对象，如放射科、检验科、介入科等，成本包括固定成本、变动成本和人力成本，不计算分摊的管理成本。

病种成本：根据病人入院后发生的所有费用，也就是病人的总费用核算实际成本，包括药品、血液、高值耗材成本、临床科室的实际成本、各检查、治疗项目实际成本（运用科室成本、项目成本研究的结果）。

具体方法

1．数据核算和分析：所有生产科室运用全成本核算方法计算出不同专业的利润率和各项成本比例。

（1）临床科室（不同专业分开）计算所有住院病人的科室核算收入，分别计算科室的总开支，按科室折旧、人员开支、科室变动成本等项目核算成本，之后分析科室利润。

（2）各辅助科室总收入为发生在本科室的费用，成本包括固定成本、人员开支、变动成本，之后分析科室利润。放射科要将普通放射与CT/MR分开，后者作为一个核算项目。

（3）手术室收入包括手术费、麻醉费等在手术室发生的费用，成本包括固定成本、变动成本和人员开支。

（4）病种成本分析：对费用高、数量大的病种做成本分析，收入为住院期间的总费用，成本按药品的实际成本、高值耗材、血液成本、科室成本（固定、变动和人力成本）、各辅助检查、手术等项目费用中的实际成本，核算出利润。

（5）所有核算都可以不计算分摊的管理成本。

2．结果统计

各科室成本统计表（年度数据） 单位：万元

科室	核算收入	固定成本	占收入比	变动成本	占收入比	人力成本	占收入比	结余	占收入比

各科室收入、成本、结余比较表 单位：万元

科 室	总收入	占医院总收入比	总成本	占医院总成本比	结 余	占科室总收入比	占医院总结余比

病种成本核算表

病种	收入	药品	占比	材料	占比	血液	占比	科室	占比	手术	占比	化验	占比	放射	占比	大型	占比	超声	占比	其他	占比	结余	占比

注：上表中各项目是指病种收入中各个项目收入的实际成本，各种“占比”是各项实际成本占收入的比例。

病种收入、成本、结余比较表

病种	出院人次	占总出院比	总收入	占住院收入比	总成本	占医院成本比	结余	占医院结余比

分析：（1）结余最大和最小的科室；

（2）结余最大和最小的项目；

（3）结余最大和最小的病种；

（4）病种最多的疾病。

3．结果运用

（1）指导医院加强结余最多、病种最多的专业科室发展；

（2）挖掘病种少、结余多的病种专业重点发展；

（3）控制高成本项目，加强高成本科室管理，降低高成本病种的成本；

（4）指导绩效指标的制定和绩效管理方向；

（5）引导员工医疗行为，多做成本低、结余多、费用合理的检查和治疗项目。

成本谱与绩效管理

先看一看某三级甲等医院的成本谱。

第一部分：科室成本谱（简版）					
科 室	收入占比*	人力成本	固定成本	变动成本	结余率
神经内科	1.80%	48.95%	0.97%	14.99%	35.08%
消化内科	0.80%	49.79%	22.29%	11.19%	16.74%
内分泌	1.14%	36.05%	10.04%	17.36%	36.55%
呼吸内科	1.44%	48.85%	10.26%	10.93%	29.95%
血液科	0.67%	49.85%	3.29%	13.83%	33.03%
肾内科	1.05%	37.05%	2.81%	31.03%	29.10%
心内科	1.84%	41.00%	3.32%	11.89%	43.78%
妇 科	1.83%	21.01%	7.30%	11.44%	60.24%
产 科	2.64%	38.30%	10.48%	4.90%	46.32%
普外科	0.98%	43.33%	4.06%	17.74%	34.87%
肝胆外科	0.98%	50.16%	18.68%	5.66%	25.49%
神经外科	1.02%	62.43%	4.62%	21.02%	11.93%
骨 科	1.63%	45.72%	4.04%	14.63%	35.60%
泌尿科	1.93%	37.11%	6.23%	15.25%	41.40%
胸外科	1.04%	34.81%	3.46%	12.80%	48.93%
麻醉科	4.26%	23.04%	3.75%	13.15%	60.05%
急诊科	1.02%	53.24%	20.21%	17.12%	9.43%
ICU一区	2.17%	39.78%	8.89%	12.10%	39.23%
ICU二区	1.80%	42.37%	5.77%	11.04%	40.82%
ICU三区	1.48%	34.63%	4.93%	13.31%	47.13%
消化内镜	2.09%	26.62%	3.06%	7.06%	63.26%

*收入占比指科室核算收入占全院医疗收入（除药品收入）的比例。

从以上科室成本谱可以发现以下几个问题：

1．心内科、胸外科、妇产科、ICU是临床科室结余率较高的科室，特别是妇产科，不仅仅结余率高，而且业务量占医院收入的份额也比较大，是医院的支柱产业，要重点支持和发展；

2．变动成本是医院运营成本控制的重点，急诊科、神经外科、普外科、内分泌科等科室成本较高，需要重点分析、控制；

3．3个ICU都是医院收入的重点科室，但是结余率不一样，一区结余率最低，从表中看主要是人力成本、固定资产成本较高，说明人力效率、资产利用率欠佳；

4．消化内科结余率在内科系统偏低，其中固定资产成本高，主要是配备了内镜，但是与消化内镜中心比较效率相差很大。这提示医院管理者，临床科室拥有重复的检查、治疗设备使用效率较低，应该将这些业务合并到相关的专门科室去。

第二部分：项目成本谱（按结余率高低排序）

科室名称	核算收入（元）	占“医疗收入”比（%）	人力成本			变动成本	固定成本			结会占比（%）
			基本工资及补助、福利（%）	绩效工资（%）	合计占比（%）	消耗性成本（%）	设备折旧（%）	房屋折旧（%）	合计占比（%）	
胃镜室	5933567	1.50	4.96	7.12	12.07	4.57	0.74	0.11	0.85	82.51
放疗中心	11255524	—	1.90	6.57	8.47	0.48	15.73	—	15.73	75.32
超声科	18240451	4.62	2.82	9.01	11.84	4.27	13.48	0.09	13.57	70.32
CT室	15658189	3.96	3.86	7.80	11.65	10.70	15.08	0.14	15.22	62.42
康复科	16578652	—	9.53	22.47	32.00	7.96	3.10	—	3.10	56.93
病理科	4110134	1.04	7.20	16.04	23.23	8.66	13.75	0.27	14.02	54.08

接上表

肌电	615452	0.16	4.36	8.14	12.50	22.57	12.35	0.26	12.61	52.31
心电室	1463337	0.37	11.61	21.12	32.73	4.44	13.40	0.22	13.62	49.21
介入室	4045078	1.02	4.70	8.65	13.35	15.30	22.77	—	22.77	48.58
磁共振	10035507	2.54	2.07	7.12	9.19	13.14	28.79	0.34	29.13	48.53
多普勒	375449	0.10	17.34	19.80	37.13	3.00	15.04	0.43	15.48	44.38
检验科	25897714	6.56	4.19	7.52	11.71	35.59	9.02	0.09	9.10	43.60
血透室	10573811	2.68	5.31	10.59	15.90	38.54	2.52	0.68	3.19	42.36
高压氧	909764	0.23	16.54	10.60	27.14	13.72	21.43	1.31	22.74	36.40
核医学	13987048	3.54	2.06	5.74	7.80	51.40	10.63	0.08	10.71	30.09
碎石中心	175580	0.04	45.28	16.16	61.43	13.09	1.24	—	1.24	24.24
中药房	3519803	—	4.45	8.71	13.16	66.43	0.00	0.12	0.12	20.29
普放组	4553765	1.15	12.35	15.89	28.24	18.75	35.13	0.10	35.23	17.78
实验室	9762211	2.47	2.84	6.35	9.19	62.65	15.59	0.11	15.70	12.46
西药房	255612012	—	0.48	0.81	1.29	86.68	0.22	—	0.22	11.81
制剂室	6219061	—	2.96	5.83	8.79	82.04	4.91	—	4.91	4.25
脑地形	136214	0.03	5.80	12.36	18.16	6.91	85.18	1.19	86.37	-11.44

以上项目成本谱提示我们：常规检查项目仍然是医院盈利的重要手段，而药品是医院利润最少的项目，因此，降低药品比例是绩效管理的重点。

第三部分：病种成本谱

科室名称	病种名称	平均费用（元）	药品成本（%）	材料成本（%）	医技辅助成本（%）	治疗成本（%）	其他成本（%）	成本率（%）	结余率（%）
心血管一区	不稳定性心绞痛	20650	19.03	29.78	5.47	7.07	1.50	62.85	37.15
	冠状动脉粥样硬化性心脏病	13119	25.26	23.27	7.60	6.47	2.41	65.01	34.99
	劳力型心绞痛	10979	27.78	17.89	9.82	7.58	2.61	65.68	34.32
	缺血性心肌病	10400	33.36	14.72	10.72	5.78	3.37	67.95	32.05
	高血压Ⅲ	7032	38.01	3.93	16.79	6.64	3.66	69.03	30.97
心血管二区	急性下壁心肌梗死	40707	13.88	36.75	3.88	6.56	2.47	63.54	36.46
	不稳定性心绞痛	20170	22.48	26.72	6.00	7.72	3.20	66.12	33.88
	冠状动脉粥样硬化性心脏病	19569	23.61	24.69	6.99	6.53	4.53	66.35	33.65
	高血压Ⅲ	8885	33.21	6.17	15.26	7.41	5.98	68.03	31.97
	缺血性心肌病	13689	36.17	10.33	9.86	7.15	6.70	70.21	29.79
血液科	再生障碍性贫血	9225	37.39	0.42	8.11	2.44	2.58	50.94	49.06
	血小板减少性紫癜	7829	37.19	2.47	12.04	4.88	3.35	59.93	40.07
	急性非淋巴细胞性白血病	16295	43.16	0.48	7.46	4.06	5.36	60.52	39.48
	急性淋巴细胞性白血病	13704	50.35	0.60	7.59	4.38	4.19	67.11	32.89
	非霍奇金淋巴瘤	7855	49.97	1.36	10.92	6.20	4.45	72.90	27.10
综合内科	心绞痛	8972	32.89	12.82	15.03	5.71	4.31	70.76	29.24
	缺血性心肌病	7942	38.40	1.48	16.69	8.31	6.76	71.64	28.36
	冠状动脉粥样硬化性心脏病	9428	40.31	2.87	16.84	7.09	4.92	72.03	27.97
	脑梗塞	11335	41.31	1.08	15.62	8.71	5.66	72.38	27.62
	慢性阻塞性肺疾病	20187	43.27	1.22	13.75	7.65	7.88	73.77	26.23

接上表

科室名称	病种名称	平均费用（元）	药品成本（%）	材料成本（%）	医技辅助成本（%）	治疗成本（%）	其他成本（%）	成本率（%）	结余率（%）
消化内科	慢性浅表性胃炎	3877	31.84	3.84	22.42	10.46	3.96	72.52	27.48
	慢性结肠炎	3867	29.99	9.04	20.11	10.65	4.29	74.08	25.92
	肝硬变	7576	42.70	2.92	17.44	7.86	4.41	75.33	24.67
	肝炎后肝硬变	8742	43.60	1.76	15.36	9.90	4.93	75.55	24.45
	乙型病毒性肝炎	7433	52.71	2.30	15.94	4.26	3.76	78.97	21.03
肾内科	红斑狼疮	8253	44.35	0.70	18.03	6.06	5.27	74.41	25.59
	糖尿病（Ⅱ型）	11195	44.42	2.03	10.38	13.38	5.13	75.34	24.66
	慢性肾炎	8698	47.09	2.11	12.27	10.68	3.97	76.12	23.88
	慢性肾功能衰竭,尿毒症期	12032	46.07	2.56	8.87	14.39	4.53	76.42	23.58
	类风湿性关节炎	8186	53.65	0.12	15.23	5.14	3.70	77.84	22.16
神经内科一区	脑动脉供血不足	5345	41.12	0.32	22.75	4.40	2.70	71.29	28.71
	脑出血	21346	41.01	3.30	12.11	8.73	8.05	73.20	26.80
	椎基底动脉供血不足	6164	45.97	0.43	18.63	5.01	3.17	73.21	26.79
	多发性脑梗塞	7803	45.33	0.63	16.30	5.84	5.15	73.25	26.75
	脑梗塞	12601	44.07	3.75	12.77	7.43	5.72	73.74	26.26
神经内科二区	血管性头痛	5241	40.01	0.23	22.75	5.54	3.11	71.64	28.36
	椎基底动脉供血不足	5158	39.66	0.22	22.86	5.34	3.61	71.69	28.31
	多发性脑梗塞	7218	44.49	0.39	19.41	4.97	4.79	74.05	25.95
	脑梗塞	9998	43.34	2.16	15.47	8.23	6.01	75.21	24.79
	脑出血	19514	41.18	3.20	12.69	8.60	10.36	76.03	23.97
呼吸科一区	结核性胸膜炎	4092	32.47	0.74	25.27	7.51	4.27	70.26	29.74
	肺炎	5667	39.95	0.69	20.43	5.21	6.46	72.74	27.26
	肺恶性肿瘤	7129	43.28	0.76	17.97	6.87	4.18	73.06	26.94
	慢性阻塞性肺疾病	12695	41.62	1.21	13.42	9.07	9.27	74.59	25.41
	支气管扩张合并感染	8292	40.15	3.36	14.65	8.69	7.52	74.37	25.63
呼吸科二区	肺恶性肿瘤	5853	42.70	0.67	18.68	7.17	4.17	73.39	26.61
	肺炎	6152	42.42	0.37	19.30	5.87	5.70	73.66	26.34
	支气管扩张合并感染	7936	43.33	2.19	14.74	7.90	6.11	74.27	25.73
	慢性阻塞性肺疾病	8140	42.25	0.61	14.59	8.85	8.24	74.54	25.46
	支气管哮喘	4702	45.35	0.20	17.56	6.31	5.54	74.96	25.04

接上表

科室名称	病种名称	平均费用（元）	药品成本（%）	材料成本（%）	医技辅助成本（%）	治疗成本（%）	其他成本（%）	成本率（%）	结余率（%）
内分泌科	糖尿病（Ⅰ型）	6436	34.74	0.84	20.30	8.49	3.77	68.14	31.86
	糖尿病（Ⅱ型）	8871	40.09	1.59	17.72	8.04	2.72	70.16	29.84
	糖尿病	10698	38.01	1.35	16.88	11.09	2.85	70.18	29.82
	垂体功能减退	6616	37.93	0.53	24.86	3.03	4.41	70.76	29.24
	甲状腺机能亢进	6194	41.81	0.77	20.88	4.30	3.86	71.62	28.38
产科一区	胎儿宫内窘迫	693	10.44	0.31	34.97	4.54	7.53	57.79	42.21
	先兆流产	1146	11.76	1.85	22.01	8.28	14.76	58.66	41.34
	妊娠合并高血压	6338	17.77	1.67	17.36	16.29	5.78	58.87	41.13
	人工流产	2383	16.40	1.11	15.43	18.88	7.45	59.27	40.73
	先兆早产	1001	15.22	0.56	29.00	5.52	9.43	59.73	40.27
产科二区	正常分娩	2210	3.96	2.41	12.41	32.10	7.12	58.00	42.00
	胎膜早破	3695	12.70	3.21	9.47	30.02	5.79	61.19	38.81
	人工流产	2168	12.52	6.73	11.49	24.88	6.17	61.79	38.21
	胎儿宫内窘迫	4272	14.17	3.49	8.20	29.61	6.46	61.93	38.07
	经选择性剖宫产术分娩	4867	15.74	3.13	7.72	29.27	6.61	62.47	37.53
妇科	子宫平滑肌瘤	6881	21.13	0.90	10.27	28.02	2.14	62.46	37.54
	子宫多发性平滑肌瘤	7131	22.11	0.96	10.91	26.87	2.18	63.03	36.97
	输卵管妊娠	5498	19.84	0.63	10.03	32.20	1.84	64.54	35.46
	卵巢畸胎瘤	7321	22.79	0.72	11.37	27.99	2.03	64.90	35.10
	恶性肿瘤化疗期间	5950	52.66	0.42	9.60	7.50	2.95	73.13	26.87
妇科二区	子宫平滑肌瘤	7198	20.29	2.15	10.91	31.76	5.69	70.80	29.20
	输卵管妊娠	5901	20.49	1.36	9.83	35.60	4.72	72.00	28.00
	子宫多发性平滑肌瘤	7128	22.29	2.17	10.28	31.18	6.20	72.12	27.88
	子宫颈鳞状上皮不典型增生	3537	16.37	1.00	17.49	30.51	7.45	72.82	27.18
	恶性肿瘤化疗期间	6067	48.33	1.81	10.39	13.35	6.42	80.30	19.70
肝胆外科	胆囊结石伴慢性胆囊炎	9455	32.76	1.16	12.05	22.00	3.50	71.47	28.53
	胆囊结石伴胆囊炎	9183	35.16	1.22	11.96	20.16	4.09	72.59	27.41
	肝胆管结石	20708	38.66	2.64	10.58	17.34	4.82	74.04	25.96
	胆总管结石	13024	38.24	1.67	12.12	17.42	4.59	74.04	25.96
	急性胰腺炎	22858	53.57	2.00	10.22	7.62	4.70	78.11	21.89

接上表

科室名称	病种名称	平均费用（元）	药品成本（%）	材料成本（%）	医技辅助成本（%）	治疗成本（%）	其他成本（%）	成本率（%）	结余率（%）
眼科	糖尿病性视网膜病	5033	26.07	0.01	8.76	22.17	2.17	59.18	40.82
	视网膜中央静脉阻塞	4066	27.88	0.02	9.79	20.26	3.11	61.06	38.94
	视网膜静脉闭塞	3713	32.74	0.01	9.26	18.53	2.69	63.23	36.77
	缺血性视神经病变	3625	54.25	0.01	12.08	3.74	3.32	73.40	26.60
	角膜溃疡	2737	65.23	0.01	6.24	2.85	4.18	78.51	21.49
心胸外科	肺恶性肿瘤	14870	40.43	2.79	12.57	10.10	4.01	69.90	30.10
	恶性肿瘤术后化疗	12481	41.99	6.23	11.40	6.80	3.54	69.96	30.04
	风湿性心脏病	43927	15.48	22.07	6.39	12.88	2.65	59.47	40.53
	食管恶性肿瘤	14654	31.66	12.26	10.81	8.11	3.19	66.03	33.97
	自发性气胸	10769	33.43	5.07	10.51	13.73	5.30	68.04	31.96
神经外科一区	创伤性脑损伤	26379	30.42	13.67	10.82	13.46	7.63	76.00	24.00
	创伤性硬膜外血肿	36110	32.57	14.03	9.58	14.12	6.96	77.26	22.74
	脑挫伤	19611	33.57	10.29	10.37	14.66	8.49	77.38	22.62
	脑出血	31416	34.71	11.45	9.74	14.44	8.19	78.53	21.47
	蛛网膜下腔出血	34859	23.40	28.26	6.83	15.22	5.75	79.46	20.54
神经外科二区	蛛网膜下腔出血	22674	26.09	14.89	9.31	15.16	5.33	70.78	29.22
	手术后颅骨缺失	22548	14.04	41.53	3.90	9.12	2.38	70.97	29.03
	创伤性硬膜外血肿	15035	29.02	13.40	9.15	13.91	5.85	71.33	28.67
	创伤性脑损伤	19172	34.54	6.42	11.89	11.28	7.82	71.95	28.05
	脑挫伤	34055	31.97	15.52	7.82	11.95	5.66	72.92	27.08
骨科一区	股骨头缺血性坏死	37096	8.57	42.56	3.55	8.27	1.44	64.39	35.61
	股骨颈骨折	28325	11.12	38.82	4.81	8.38	2.08	65.21	34.79
	关节炎	23650	10.92	39.29	4.25	10.04	1.57	66.07	33.93
	肱骨骨折	17545	17.98	29.50	5.11	12.40	2.79	67.78	32.22
	骨折术后内固定取出	5534	25.5%	9.64%	8.02%	21.6%	4.06%	68.9%	31.0%
骨科二区	股骨粗隆间骨折	35087	13.85	27.16	6.73	10.69	2.72	61.15	38.85
	股骨颈骨折	36639	13.45	31.72	4.79	10.12	2.00	62.08	37.92
	锁骨骨折	13798	17.84	26.58	6.88	10.84	2.27	64.41	35.59
	胫腓骨骨折	37897	26.38	17.76	6.54	11.46	3.40	65.54	34.46
	骨折术后内固定取出	5215	26.80	4.02	9.49	23.10	4.25	67.80	32.10

接上表

科室名称	病种名称	平均费用（元）	药品成本（%）	材料成本（%）	医技辅助成本（%）	治疗成本（%）	其他成本（%）	成本率（%）	结余率（%）
普通外科	腹股沟斜疝(单侧)	5306	12.80	18.72	10.95	18.02	4.49	64.98	35.02
	胃恶性肿瘤	13689	25.59	10.64	13.35	13.37	3.27	66.22	33.78
	直肠恶性肿瘤	13922	25.62	11.13	11.99	15.87	3.56	68.17	31.83
	急性化脓性阑尾炎	5455	27.44	2.19	11.49	24.11	3.89	69.12	30.88
	急性阑尾炎	4444	27.68	2.17	14.69	20.03	4.56	69.13	30.87
泌尿一区	输尿管下段结石	7262	24.90	7.62	10.34	20.68	2.29	65.83	34.17
	精索静脉曲张	2873	20.45	2.55	14.93	25.27	3.87	67.07	32.93
	输尿管结石	9035	26.32	5.45	11.42	21.71	2.61	67.51	32.49
	膀胱恶性肿瘤	16405	34.53	3.02	11.74	16.12	3.12	68.53	31.47
	肾结石	10065	26.82	5.03	9.89	24.44	2.73	68.91	31.09
泌尿二区	精索静脉曲张	3447	28.33	2.13	12.22	22.84	4.22	69.74	30.26
	输尿管结石	6793	28.38	2.15	12.67	24.54	3.50	71.24	28.76
	前列腺增生	10675	30.27	6.12	10.95	20.25	3.79	71.38	28.62
	泌尿道感染	3122	38.76	2.37	18.55	7.88	4.38	71.94	28.06
	慢性肾炎	11933	41.50	3.12	9.72	15.22	4.53	74.09	25.91
甲状腺科	结节性甲状腺肿	6487	17.95	1.62	13.79	26.86	4.47	64.69	35.31
	乳房良性肿瘤	3959	14.83	18.64	15.99	13.81	2.09	65.36	34.64
	乳腺恶性肿瘤	9559	45.95	1.02	10.73	13.49	3.05	74.24	25.76
	恶性肿瘤化疗期间	4331	65.31	0.32	7.27	6.17	2.07	81.14	18.86
	恶性肿瘤术后化疗	4736	70.24	0.33	6.73	3.73	1.72	82.75	17.25
脊柱外科	腰椎管狭窄	25211	13.81	35.78	4.64	9.88	2.03	66.14	33.86
	大隐静脉曲张	20017	14.10	35.11	4.82	10.64	1.93	66.60	33.40
	胸椎骨折	21125	18.20	30.15	6.38	9.16	2.90	66.79	33.21
	腰椎骨折	21456	17.00	33.22	5.50	8.85	2.33	66.90	33.10
	手术后对症治疗	7421	29.90	7.52	6.61	21.42	4.09	69.54	30.46
烧伤科	多处烧伤	35310	23.12	15.69	2.56	16.03	2.19	59.59	40.41
	烧伤20-29	18535	26.43	5.13	3.46	22.76	3.75	61.53	38.47
	烧伤10-19	15426	29.73	4.25	5.16	19.74	4.25	63.13	36.87
	烧伤1-10%	15036	29.49	5.92	4.57	20.57	2.71	63.26	36.74
	瘢痕挛缩	8794	25.50	4.41	4.62	28.29	3.30	66.12	33.88

接上表

科室名称	病种名称	平均费用（元）	药品成本（%）	材料成本（%）	医技辅助成本（%）	治疗成本（%）	其他成本（%）	成本率（%）	结余率（%）
耳鼻喉科	支气管异物，经腔口进入	3827	25.38	0.57	8.33	27.53	3.40	65.21	34.79
	鼻出血（鼻衄）	2413	31.76	0.12	17.74	15.57	2.33	67.52	32.48
	声带息肉	4712	31.51	0.46	11.10	21.70	2.18	66.95	33.05
	鼻中隔弯曲	3765	29.62	0.22	13.90	24.44	2.50	70.68	29.32
	慢性鼻窦炎	5007	27.24	0.22	10.72	30.43	2.20	70.81	29.19
皮肤科	药物性皮炎（药物疹）	3719	57.88	0.44	12.46	4.48	6.06	81.32	18.68
	过敏性紫癜	2408	62.15	0.04	12.74	3.66	4.47	83.06	16.94
	带状疱疹	3993	54.80	0.23	6.43	17.72	4.47	83.65	16.35
	湿疹	2958	63.95	0.25	8.91	5.79	4.82	83.72	16.28
	银屑病，未特指	3917	71.68	0.10	5.56	3.66	4.67	85.67	14.33
美容科	血管瘤	10850	18.38	15.69	3.83	21.81	3.84	63.55	36.45
	皮肤溃疡	9576	17.59	7.06	4.37	30.86	4.87	64.75	35.25
	瘢痕挛缩	6570	20.60	0.55	4.33	36.54	4.21	66.23	33.77
	手术后对症治疗	5784	24.42	1.50	5.69	33.01	3.80	68.42	31.58
	乳房发育不良	7110	25.37	1.65	2.76	36.49	2.88	69.15	30.85
口腔科	下颌骨骨折	21885	12.47	30.72	5.07	7.63	1.76	57.65	42.35
	先天性唇裂（单侧）	2453	12.34	3.01	10.46	28.94	5.16	59.91	40.09
	腭裂	2958	13.09	3.34	9.76	28.78	5.29	60.26	39.74
	上颌骨囊肿	6169	20.15	15.59	9.26	14.65	2.89	62.54	37.46
	舌下腺囊肿	4319	33.45	1.05	11.74	17.11	3.89	67.24	32.76
急诊科	脑梗塞	6248	46.95	1.65	15.95	7.14	6.84	78.53	21.47
	药物中毒	6742	39.81	6.85	12.56	12.31	10.01	81.54	18.46
	有机磷中毒	8252	38.93	8.10	10.94	14.23	9.68	81.88	18.12
	头部外伤	5889	66.39	0.20	7.96	3.77	5.60	83.92	16.08
	毒蛇咬伤	3068	63.81	0.86	8.80	5.17	6.17	84.81	15.19

按一般规律，内科的药品比例应该比外科高，但是从以病种成本谱来看，部分外科的药品比例超过了内科，如胸外科的自发性气胸、肺部恶性肿瘤、骨折后内固定取出等，值得医院重视。心内科、骨科、神经外科等是材料成本控制的重点科室。

下表是几种需要植入材料或在治疗过程中需使用高值耗材的治疗疾病，我们把材料、药品、血液成本都核算出来，这几种成本对医院而言是没有利润的（药品“零加成”后），我们称之为无效收入。

手术名称	住院病人平均费用（元）	材料费占比(%)	药品费占比(%)	输血费占比(%)
冠状动脉支架安置术	44549	68.45	13.33	0.00
膝关节置换术	51700	66.48	12.03	1.37
髋关节置换术	43098	64.12	10.90	3.02
膝关节置换术	37858	58.53	11.32	3.10
冠状动脉照影	27524	51.61	18.92	0.13
颅骨修补术	32408	45.91	20.18	0.94
疝修补术	6361	43.95	11.89	0.00
颅骨修补术	39553	41.67	25.79	0.34
动脉瘤夹闭术	38882	24.49	29.07	2.10
开颅减压术	38424	22.20	33.82	0.96
胃癌根治术	16900	19.37	27.78	1.98
开颅探查术	25528	19.24	31.49	2.15
开颅减压术	38542	15.53	32.40	4.66
结肠癌根治术	18864	14.59	29.10	4.16
开颅血肿清除	46562	12.47	34.39	5.92
剖腹探查术	18427	10.52	35.09	3.67

从上表不难发现，这些高成本的治疗集中在心内科、骨科和神经外科，最高的无效收入成本占总费用的80%以上。最常见的疝修补术材料和药品成本超过50%，是造成费用高（6000多元）的原因。

成本谱的建立和研究，可以为医院绩效指标的制定和考核，对医院专科发展、技术项目的引进和实施提供帮助，也可为医保支付政策的制定提供参考。

后 记

Postscript

绩效工资分配是医院院长最为棘手的管理问题，到底是方法问题还是观念问题？

笔者曾去一家地级市的中心医院与科主任座谈，一位主任提出了这样一个问题：今年医院药品比例降低了10%，医生们的收入相应减少了（指与药品有关的灰色收入），医院应该给医生们增加绩效工资。

这让我想起了去年与饶克勤教授的一次谈话。

饶克勤教授是中华医学会的党组书记，也是复旦大学医院管理研究所所长、美国哈佛大学公共卫生学院客座研究员，是国家医改政策制定的参与者，曾经给中央政治局常委做过国内外医改情况的专题讲座。2011年我在西安“西部医院发展论坛”上演讲，他正好也在，力推通过支付制度的改革来切入公立医院改革，让公立医院降低药品比例、改变运行模式。碰到每一位院长，他都不厌其烦地宣讲他的观点和理念，希望引起院长们的重视。

今年公立医院改革的进程验证了他的思路。付费机制改革、药品零加成，医院院长必须降低药品和其他无效收入的比例和总量，腾出医院有效收入的空间，否则即使增加“医事服务费”，医院都没办法收回来。

这就会涉及到医生的问题，医生要主动减少药品、耗材的使用量，就意味着减少个人收入，那么谁来补贴医生的“损失”？当然需要医院的“阳光收入”。如果只给医生增加收入，那么护士呢？其他人员呢？

在医院班子会上讨论时，我们把降低药品比例后要增加医生收入的想法做了汇报，分管护理、医技的领导都提出了不同意见，认为各个岗位都重要，不能只提高医生的待遇。可如果都提高的话，医院没有这么大的空间，没有针对性，提高的额度就不足以引导医生放弃灰色收入，去获取阳光收入。

摆在我们面前最大的问题还是观念，而不是方法。

许多管理和发展得好的民营医院，医生基本上没有药品回扣，但他们的阳光收入是很高的，而且各群体之间的差距是按照市场上人才价值决定的，不是行政指令，更不是政府文件规定的。

一个县的两家二级医院，一家是公立医院，一家是改制后的民营医院，两家医院规模相当，技术力量不平衡，民营医院经常用公立医院的技术人才，公立医院却不用民营医院的人，结果是公立医院“养”的人被别人用。一位骨科主任告诉我，民营医院让他“带病人”，利用休息时间过去做手术，完成一个髋关节置换的手术，付给他1万元。多具诱惑力！如果我们要想让主任把病人留下来，在自己医院做手术，是不是应该增加其与病人手术相关的绩效收入？当然不需要增加1万元，但是2000元还是5000元？如果大家思想不解放，增加多少都难以执行下去，病人照样“被”流失，专家照样“走穴”。

所以，大幅增加与医生业绩直接挂钩的阳光收入是当务之急，也是医药分开改革的基础，需要医院管理者改变观念、统一认识。

本书写作过程中，湖南省郴州市第一人民医院的领导、财务科人员为笔者的研究提供了部分数据资料与支持，书中还使用了广州景惠康信医院管理顾问有限公司的案例和资料，在出版和发行过程中得到了“中国健康界”赵红、冯蕾的帮助，在此一并致谢！

陈亚光

2012年6月5日于吉林省柳河县

尚医新书推荐

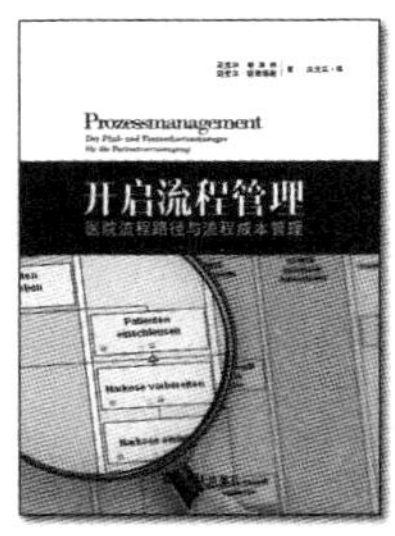

本书介绍了十多年来德国医院流程路径与流程成本管理研究的成果，找到了一种有效实用的方法，成功实施和应用医院流程管理。

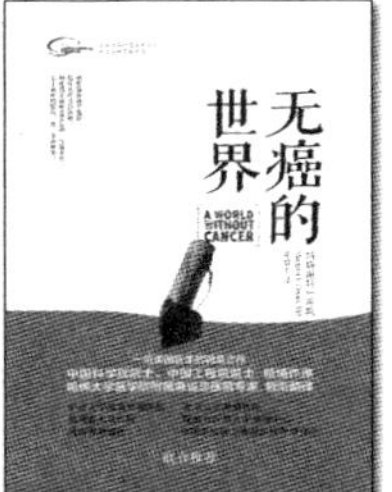

一位美国医生从崭新的视角，向全世界的读者介绍如何对待癌症，提升防癌、治癌的信心，减少不必要的费用支出，减轻社会负担。

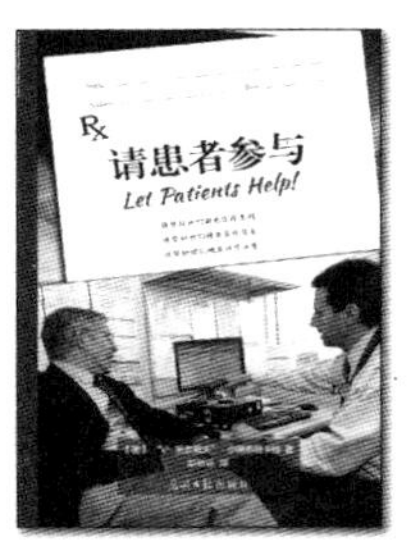

一本“患者参与”实用手册，指导医生、护士、病人和看护协作配合，促成更好的医疗。

尚医经典图书

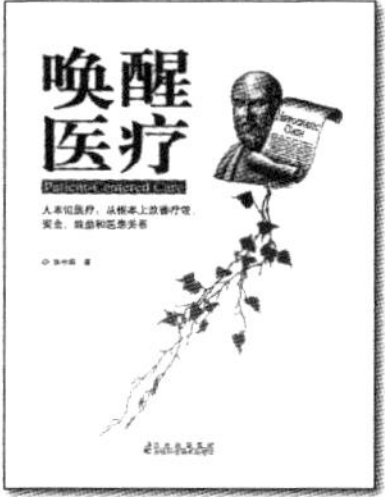

张中南教授经典力作，从根本上改善疗效、安全、效益和医患关系。

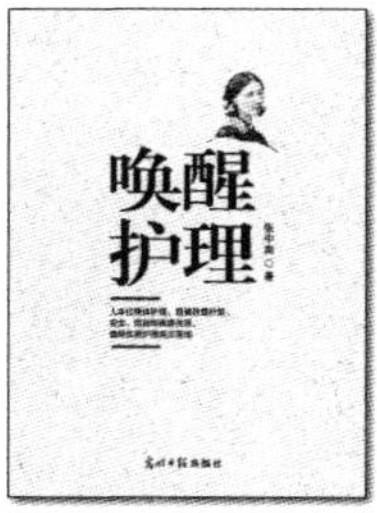

人本位整体护理，显著改善疗效、安全、效益和医患关系，确保优质护理真正落地。

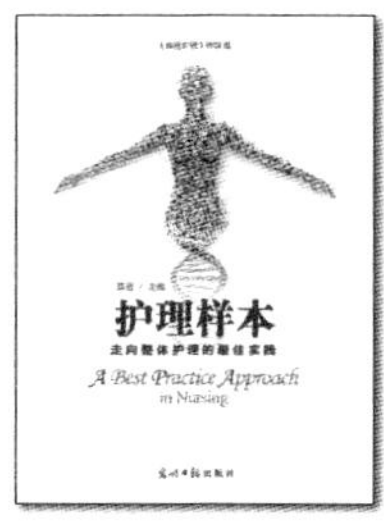

走向整体护理的最佳实践——第一本详实记录中国整体护理改革的经典实战范例。

尚医图书 | 与您共建学习型医院

如有图书质量问题，请联系尚医图书发行专员

电话：15311513081 卢老师　　E-mail：lulihua@hmkx.cn

健康界尚医图书官网：book.cn-healthcare.com